临床药学
基础与应用

徐 晓 马晓英 钟 贞◎主编

四川科学技术出版社

图书在版编目（CIP）数据

临床药学基础与应用 / 徐晓，马晓英，钟贞主编
. -- 成都：四川科学技术出版社，2022.10
　　ISBN 978-7-5727-0760-5

　　Ⅰ.①临… Ⅱ.①徐… ②马… ③钟… Ⅲ.①临床药
学 Ⅳ.① R97

中国版本图书馆 CIP 数据核字（2022）第 210342 号

临床药学基础与应用
LINCHUANG YAOXUE JICHU YU YINGYONG

主　　编　徐　晓　马晓英　钟　贞

出 品 人　程佳月
责任编辑　兰　银
助理编辑　刘倩枝
封面设计　星辰创意
责任出版　欧晓春
出版发行　四川科学技术出版社
　　　　　成都市锦江区三色路 238 号　邮政编码 610023
　　　　　官方微博 http://weibo.com/sckjcbs
　　　　　官方微信公众号 sckjcbs
　　　　　传真 028-86361756
成品尺寸　185 mm × 260 mm
印　　张　7.5
字　　数　150 千
印　　刷　天津市天玺印务有限公司
版　　次　2022 年 10 月第 1 版
印　　次　2023 年 3 月第 1 次印刷
定　　价　58.00 元
ISBN 978-7-5727-0760-5
邮　　购：成都市锦江区三色路 238 号新华之星 A 座 25 层　邮政编码：610023
电　　话：028-86361770

PREFACE
前　言

随着医疗体制改革的不断深入，临床药学的传统理念和工作模式正发生着深刻的历史变革，已由过去简单的保障药品供应型向以患者为中心的药学技术服务型转变。药师参与临床合理用药，与医护人员一起优化治疗方案，已成为医院药学工作未来的发展趋势。临床药学这一新兴学科，把过去传统的医院药学服务重点从"药"转向"人"。医院药学工作者除完成传统的药品供应、分发调配等工作外，还要深入临床，协助临床合理选药，制订个体化用药方案，以提高疗效，降低毒副反应发生率，防止药源性疾病的发生。20世纪80年代初，我国开始开展临床药学工作，40多年来，临床药学在我国从无到有，规模从小到大。各级各类医院在不同层面上开展了各具特色的临床药学实践，按照临床药学的内容和工作方法，开展了以合理用药为核心的临床药学服务，包括临床药师深入临床参与合理用药、治疗药物监测（TDM）、药品不良反应（ADR）监察、中毒急救诊疗、药物信息咨询、新药研究、药物相互作用研究、治疗剂量药物代谢机制研究等。实践证明，临床药学在避免不合理用药和防止滥用药物所造成的危害、减少药源性疾病的发生、提高药物治疗水平和医疗质量等方面已产生了良好的效应。

临床药学强调"深入临床"，药学服务更突出强调"以患者为中心"，临床药师要面对患者提供直接的药学技术服务。临床药学学科与临床药师职业是社会发展的必然结果，尽管其发展的过程漫长而艰辛，但其显现出了蓬勃的生机。临床药学工作者需要明确任务，制订规划，进一步促进我国药学服务工作的发展，缩短与国际先进药学水平的差距；不断实现从思想观念、教育内容、管理体制、工作实践及服务模式上的根本转变；通过增加与医护人员的沟通合作，积极创造条件为患者服务；拓展临床药师的工作范畴，实现临床药师的专业价值，突出药学服务工作的知识性及技术性特点，真正使临床药学工作者成为21世纪医疗服务环节中不可缺少的一员。

本书参考国内外最新文献，并结合临床用药现状和实践经验，简要介绍了临床药学、临床药理学以及药品监督及管理的相关内容；从具体病理出发讲述了常见疾病的药物治疗、临床药学的应用以及中药临床药学。本书内容力求严谨准确、科学实用，尽可能做到覆盖面广、重点突出，既体现理论的完整性，又强调实践的系统性，希望能为广大医药同仁的临床实践提供参考。

CONTENTS
目 录

第一章　临床药学概论

第一节　药物基本知识

一、药物和药物学的概念

药物是指作用于机体以实现预防、诊断、治疗疾病或计划生育目的的化学物质，包括中药材、中药饮片、中成药、化学原料药及其制剂、抗生素、生化药品、放射性药品、血清疫苗、血液制品和诊断药品等。根据来源可分为天然药物、合成药物和基因工程药物三类。

药物学是研究药物的作用、临床应用、不良反应和用药监护等内容的一门医学基础课程。研究内容包括两个方面：研究药物对机体（包括病原体）的作用及其作用机制的科学，称为药物效应动力学（PD），简称药效学；研究药物的体内过程，包括药物在机体内的吸收、分布、生物转化及排泄的过程，尤其是血药浓度随时间变化规律的科学，称为药物代谢动力学（PK），简称药动学。

一方面，药物学在生理学、病理学、生物化学、免疫学和分子生物学等基础医学知识的基础上研究药物的作用，同时又为内科、外科、产科、儿科等临床疾病的选择性用药提供依据；另一方面，药物学又与药剂学、药物化学、生药学等药学专业课程知识紧密相关。所以，药物学是基础医学与临床医学，医学与药学之间的桥梁学科，对医学及药学的发展都具有十分重要的意义。

二、药物学的发展简史

药物知识是人类在长期的生产劳动过程中逐步积累起来的，我国古代就有"神农尝百草，一日而遇七十毒"的记载。我国古代采用天然的植物、动物和矿物治疗疾病并将其记载成书籍，称为本草。公元1世纪前后问世的《神农本草经》是已知最早的一部药物学著作，共收载药物365种，对汉代以前的药物知识进行了总结，其中大黄导泻、麻黄止喘、海藻治瘿等药物治疗理论沿用至今。此后历代对《神农本草经》都有所增补、修订。公元659年唐朝政府正式颁布了《新修本草》，又名《唐本草》，收载药物844种（一说850种），这是我国也是世界上最早的一部药典。明代杰出的医药学家李时珍历尽千辛万苦，竭尽毕生精力，于1578年完成了闻名世界的药物学巨著《本草纲目》，全书共52卷，收载药物1 892种，药方11 000余首，插图1 160幅，内容丰富，不但促进了我国医药学的发展，还被译成英、日、法、俄、德、朝、拉丁文等多种文字传播到国外，成为重要的世界性药物学文献之一。

19 世纪初,随着化学和实验生理学的发展,药物学研究也进入了一个崭新的时代。1804年,德国人 F. W. Sertürner 首先从罂粟中提取吗啡,并通过对狗的实验证明了其镇痛作用;1819 年,法国人 F. Megendie 用青蛙做实验,证明了士的宁的作用部位在脊髓;1878 年,英国人 J. N. Langley 通过对阿托品与毛果芸香碱对猫唾液分泌的拮抗作用的研究,提出了受体概念,为受体学说的建立奠定了基础。

20 世纪初,化学合成药物开始起步。德国微生物学家 P. Ehrlieh 从近千种有机砷化合物中筛选出治疗梅毒有效的新胂凡纳明,开创了化学治疗（简称化疗）的新纪元。1940 年,英国人 Florey 从青霉菌培养液中提取了青霉素,开创了抗生素治疗的新时代。随着分子生物学、细胞生物学、生物工程的迅猛发展和高新技术在药物学研究中的应用,如同位素技术、电子显微镜、电子计算机技术、组织和细胞培养等,对药物作用的研究从器官和细胞水平深入到分子水平,一些疗效好、毒性低的新的特效药相继问世,药物学进入了新的发展阶段。

我国在新药开发和新理论研究方面也取得了长期发展,如在抗高血压药、抗心绞痛药、抗疟药、抗恶性肿瘤药等方面的研究均取得了一定成果,达到较高的科学水平,为促进我国医药事业发展、保障人民身体健康作出了较大贡献。

三、学习药物学的目的和方法

护士在临床第一线工作,是药物治疗的直接实施者和用药前后的监护者,其对药物学知识的掌握将直接影响到药物的治疗效果。因此,护士必须熟练掌握常用药物的作用、临床应用、不良反应、用药监护、用药注意事项和配伍禁忌等知识。在临床护理工作中,护士应按照护理程序正确执行处方医嘱、观察药物的疗效、监护不良反应,并协助医生制订和调整药物治疗方案;对患者进行用药指导、提供药物知识咨询;对临床急症如心脏骤停、呼吸衰竭、休克、中毒等能够正确进行初步应急药物处理;对常用药物制剂能够进行外观质量检查,明确药物相互作用,准确换算药物剂量;做到合理用药、安全用药,减轻患者痛苦,促进患者康复,达到最佳治疗效果。所以,药物学是护理专业极为重要的必修课程。

学习药物学必须注重理论联系实际,在掌握基本理论的基础上,逐渐掌握各类药物的共性和不同药物的特性。同一类药物中常有多种药物,要重点掌握代表性药物;要对同类药物中的每个药物的特性进行对比、归纳、总结,以便理解与记忆。学习过程中应以药物的作用、临床应用、不良反应和用药监护为重点,注意与相关医学和药学知识的横向联系,以便加深理解、促进记忆,达到学习目标。

四、药物一般知识

（一）药物的分类

药物根据来源分为天然药物、合成药物和基因工程药物三类。

1. 天然药物

天然药物是利用自然界中的植物、动物或矿物等经加工后或由生物技术制备作为药用者。如抗疟药青蒿素、抗生素青霉素等。

2. 合成药物

合成药物为用化学方法进行人工合成的自然界存在或不存在的化学物质。如抗生素诺氟沙星、镇痛药哌替啶等。

3. 基因工程药物

基因工程药物是利用 DNA 重组技术生产的蛋白质。如抗贫血药重组人红细胞生成素、抗血栓药重组组织型纤维蛋白溶酶原激活剂等。

（二）药物的名称

1. 通用名

其又称正名。由研发该药的制药公司按照国家药品监督管理局颁布的药品命名原则命名，被国家药品监督管理局认定，可作为药典收载的法定名称。教材和期刊中的药物名称一般采用通用名。

2. 商品名

商品名是由药品生产厂家向政府管理部门申请许可证时所用的专属名称，经核准注册商标后，即为商品名。同一药物的商品名可因生产厂家的不同而不同，医护人员必须依药品说明书了解其所含成分，以免重复使用。在学术刊物和著作中一般不使用商品名。

3. 药品名

药品名是按照药物制剂剂型和规格进行的命名，同一药物的不同制剂有不同的命名。

4. 化学名

化学名是依照药物的化学结构和组成按公认的命名法命名，因为过于烦琐，很少被医护人员所使用。

以普萘洛尔为例，其通用名为普萘洛尔（propranolol），商品名为心得安，药品名为盐酸普萘洛尔注射液，化学名为 1- 异丙氨基 -3-（1- 萘氧基）-2- 丙醇盐酸盐。

（三）药物的制剂及制剂质量的外观检查

1. 药物制剂

药物制剂是根据医疗需要，将原料药品按药典或其他标准要求进行适当加工，制成具有一定形态和规格、便于使用和保存的制品。制剂的形态类型称为剂型。按其形态可分为固体制剂、液体制剂、软体制剂、气雾剂等。不同给药途径常用剂型如下。

（1）供口服用的剂型

供口服用的剂型有片剂、丸剂、胶囊剂、颗粒剂、口服溶液剂、口服混悬剂、口服乳剂、糖浆剂等。

（2）供注射用的剂型

供注射用的剂型称为注射剂，可分为注射液、注射用无菌粉末与注射用浓溶液。注射液包括无菌溶液型、乳状液型和混悬型三型。

（3）供吸入用的剂型

供吸入用的剂型常用的有气雾剂、喷雾剂等。

（4）供外用的剂型

供外用的剂型有软膏剂、硬膏剂、乳膏剂、眼膏剂、膜剂、搽剂、洗剂、滴剂等。其他还有经皮吸收贴剂和皮下植入制剂等。

2. 药物制剂质量的外观检查

药物制剂质量的外观检查，是指对药物制剂用肉眼进行的外观检查。护理人员在领取药品或使用制剂前，需要通过肉眼对药物制剂的外观质量进行检查，若发现有标签不明、包装破损、超过保质期、变质等，不应使用。

（1）对固体剂型的检查

检查制剂的形态是否完好无损，有无霉变、粘连、变色、潮解松软等。

（2）对液体制剂的检查

检查液体制剂是否有沉淀、变色、真菌团、絮状物、异物及异味等；注射用的安瓿或药瓶必须标签清楚、外观清洁、无裂痕及破损、封口严密无松动等。

第二节　药物代谢动力学

药物代谢动力学是研究药物的体内过程，即药物在体内的吸收、分布、生物转化和排泄的过程，并研究血药浓度随时间变化的规律的一门科学。

一、药物的跨膜转运

药物在吸收、分布、生物转化、排泄时通过体内各种生物膜的过程称为药物的跨膜转运。广义的生物膜包括胃肠黏膜、肾小管壁、毛细血管壁、细胞膜、细胞器膜（线粒体膜、内质网膜）等。根据液态镶嵌模型，细胞膜是以液态脂质双分子层为基本骨架，其中镶嵌着具有不同生理功能的蛋白质，如酶、受体、离子通道及载体等，在膜上还存在着贯穿膜内外的亲水孔道。

药物的跨膜转运主要有被动转运和主动转运两种方式。

（一）被动转运

被动转运是指药物由高浓度侧向低浓度侧的跨膜转运，膜两侧浓度差越大，药物转运的速度越快，是一种不耗能的顺差转运。被动转运包括以下类型。

1. 简单扩散

简单扩散是指药物因其脂溶性而溶于细胞膜的脂质层进而通过细胞膜的扩散，又称脂溶性扩散。简单扩散受药物的解离度影响很大，非解离型药物脂溶性高，易通过细胞膜进行扩散；而解离型药物极性大，脂溶性低，难以通过细胞膜。药物解离的多少与其pKa（pKa是指弱酸性或弱碱性药物解离50%时体液的pH值）及药物所在溶液的pH值有关。弱酸性药物在弱酸性环境中或弱碱性药物在碱性环境中解离少，易扩散。反之，则解离多，不易扩散，难以吸收。如口服弱酸性药物阿司匹林在胃液（pH值为1.4）中解离约1%，部分药物可经胃壁吸收。多数药物以简单扩散方式转运。

2. 滤过

滤过是指小分子（分子量小于100 D）水溶性药物，借助两侧的浓度差，通过细胞膜亲水孔道的转运。如水、乙醇、乳酸等水溶性物质，氧气、二氧化碳等气体分子可通过细胞膜亲水孔滤过扩散。

3. 易化扩散

易化扩散包括不耗能的载体转运和离子通道转运。葡萄糖、氨基酸、核苷酸等不溶于脂质的药物，依靠细胞膜上的特定载体进行不耗能的顺差转运。其特点有：①不耗能；②需载体，载体具有高度特异性；③有饱和现象，即载体的数量是相对固定的，药物浓度超过载体数量时，转运量不再增加；④有竞争性抑制现象，即两种药物同时由同一种载体转运时，药物之间可出现竞争性抑制。

Na^+、K^+、Ca^{2+}等离子经细胞膜上特定的蛋白质通道由高浓度侧向低浓度侧转运，也属于易化扩散。

（二）主动转运

主动转运是一种消耗能量、逆浓度差的载体转运。其特点是有载体参与，消耗能量，载体对药物有高度特异性、有饱和现象和竞争性抑制现象。如甲状腺细胞膜上的碘泵，可主动转运碘进入细胞内。

二、药物的体内过程

药物从给药部位进入机体到药物从机体消除的全过程称为药物的体内过程，包括药物的吸收、分布、生物转化和排泄四个环节。

（一）药物的吸收

药物从给药部位进入血液循环的过程称为吸收。吸收快而完全的药物显效快，作用强，反之则显效慢，作用弱。除静脉给药外，从其他给药途径给药均需通过吸收才能进入血液循环。不同的给药途径有不同的药物吸收过程和特点。临床给药途径主要有以下几种。

1. 口服给药

口服给药是临床最常用的给药方法，此方法给药方便，且大多数药物能够充分吸收。由于胃的吸收面积较小，排空较快，所以药物在胃内的吸收较少，除少部分弱酸性药物如阿司匹林等可在胃内少量吸收外，绝大多数弱酸和弱碱性药物主要在肠道吸收。小肠长为5~7 m，直径约4 cm，肠黏膜吸收面积可达100 m^2，具有吸收面积大、血流丰富、有pH值梯度（pH值为4.8~8.2）等特点，是药物吸收的主要部位。

由胃肠道吸收的药物，首先经门静脉进入肝脏，有些药物首次通过肝时即被代谢一部分，使进入体循环的药量减少，药效降低，这种现象称为首过消除，又称首过代谢或首过效应。首过消除较多的药物，机体可利用的有效药物量减少，必须加大药物剂量，才能达到有效治疗浓度。首过消除较多的药物一般不宜口服给药，如硝酸甘油口服后约90%被首过消除，故通常采用舌下给药。为避免产生首过消除，可采取舌下给药和直肠给药的方法。

2. 舌下给药

舌下黏膜血流丰富，但吸收面积较小，适用于脂溶性较高、用量较小的药物。此法吸收迅速，给药方便，药物吸收后，经颈静脉、上腔静脉入右心房进入全身血液循环，从而避免首过消除。

3. 直肠给药

药物经肛门灌肠或使用栓剂置入直肠或结肠，由直肠或结肠黏膜吸收。直肠中、下段的毛细血管血液流入下痔静脉和中痔静脉，然后进入下腔静脉，此过程不经过肝脏，可避免首过消除。若以栓剂塞入直肠上段，则药物被吸收后，经上痔静脉进入门静脉系统。上痔静脉和中痔静脉间有广泛的侧支循环，因此，直肠给药的剂量仅约50%可以绕过肝脏。

4. 注射给药

注射给药吸收比较完全，药量准确，显效较快。但对注射液、注射用具等都有严格的灭菌要求，注射部位也应严格消毒。目前，临床多采用一次性注射器具，以预防交叉感染。

（1）静脉注射和静脉滴注

静脉注射简称静注，静脉滴注简称静滴，没有吸收过程，可使药物迅速而准确地进入体循环，适用于危急重症患者的急救。

（2）肌内注射

肌内注射简称肌注，是将药物溶液注入肌肉组织，注射部位一般在三角肌或臀大肌。因肌肉组织内血液丰富，药物吸收较快，且肌肉组织内神经末梢较少，疼痛较轻。刺激性较强、易引起血管强烈收缩的药物不宜肌注给药，否则会引起局部坏死。注射容量以1~5 mL为宜。

（3）皮下注射

皮下注射是将药物注射于皮下组织，注射部位多在上臂外侧，注射容量以1~5 mL为宜。刺激性药物不宜采用此法，否则易引起疼痛、局部炎症、硬结等。

5. 皮肤、黏膜给药

完整的皮肤吸收能力很差，因皮脂腺的分泌物覆盖在皮肤表面，可阻止水溶性药物的吸收，所以，皮肤给药主要发挥局部作用。皮肤角质层仅可使部分脂溶性高的药物通过，如硝酸甘油等。黏膜给药除前述的舌下和直肠给药外，尚有鼻腔给药。鼻腔黏膜中动、静脉和毛细淋巴管分布十分丰富，鼻腔呼吸区细胞具有大量微小绒毛，鼻腔黏膜穿透性较强，有利于药物吸收并直接进入血液循环。

6. 吸入给药

肺泡表面积较大且血流丰富，气体、挥发性液体和气雾剂等均可通过肺泡壁被迅速吸收而产生作用。如乙醚吸入给药用于全身麻醉、特布他林气雾剂吸入给药治疗支气管哮喘等。影响药物吸收的因素较多，除用药部位、局部组织特点及血流情况外，药物本身的理化性质、同一药物的不同制剂等均可影响药物的吸收。可以用生物利用度表示药物制剂被机体吸收利用的程度。

生物利用度是指药物有效成分吸收进入体循环的相对数量和速度。血液浓度—时间曲线下面积（AUC）不同则药物吸收进入体内的药量不同，AUC 越大表示吸收进入体内的药物量越多。生物利用度计算公式如下：

$$绝对生物利用度 = \frac{口服制剂\ AUC}{静脉制剂\ AUC} \times 100\%$$

$$相对生物利用度 = \frac{被试制剂\ AUC}{标准制剂\ AUC} \times 100\%$$

（二）药物的分布

药物吸收进入血液循环后，通过各种细胞隔膜到达靶器官或靶组织而产生作用的过程称为药物的分布。药物在体内的分布是不均匀的，血流丰富的组织药物分布得快且分布浓度高。一般来说，药物的分布与药物的作用密切相关，分布浓度高的组织，药物在此部位的作用也较强，如碘和碘化物主要分布于甲状腺，用于合成甲状腺激素。但有些药物并非如此，如吗啡作用于中枢神经系统，却在肝脏内分布较高；强心苷作用于心脏，却主要分布于骨骼肌和肝脏。

影响药物分布的因素主要有以下几方面。

1. 药物与血浆蛋白结合

药物进入血液后，可不同程度地与血浆蛋白（主要是清蛋白）进行疏松而可逆的结合，与血浆蛋白结合的药物称为结合型药物，未与血浆蛋白结合的药物称为游离型药物。

药物与血浆蛋白结合是影响药物在体内分布的重要因素，药物与血浆蛋白结合具有以下特点：①结合型药物暂时失去药理活性，游离型药物具有药理活性。②结合是可逆的，结合型药物与游离型药物以一定的比例处于动态平衡之中，当游离型药物被转化或排泄，血药浓度降低时，结合型药物可与血浆蛋白解离形成游离型药物。③结合型药物分子体积增大，不易透出毛细血管壁、血脑屏障和肾小球滤过膜等生物膜，限制了其转运与分布。如磺胺嘧啶和磺胺对甲氧嘧啶，前者血浆蛋白结合率为 25%，易透过血脑屏障在脑脊液中达到有效浓度，对流行性脑脊髓膜炎（简称流脑）效果较好，后者与血浆蛋白结合率为 80%，难以透过血脑屏障，脑脊液中浓度低，治疗流脑效果差。④两种药物同时使用，可与同一蛋白竞争结合而发生置换现象，如抗凝血药华法林和解热镇痛药双氯芬酸与血浆蛋白的结合率都比较高，分别为 99% 和 98%，若两药同时应用，前者被后者置换，血浆蛋白结合率下降 1%，血浆中游离型华法林将明显增多，导致抗凝血作用增强甚至出血。⑤药物不同，其血浆蛋白结合率也不同，结合率高的药物，起效慢而作用的时间长。

2. 药物与组织的亲和力

有些药物对某些组织具有特殊的亲和力，表现出药物分布的选择性。药物与某组织具有较强的亲和力，则药物在该组织中分布多，组织中药物的浓度越高，作用越强。如抗疟药氯喹，在被疟原虫感染的红细胞内的浓度比在未被感染的红细胞内的浓度高约 25 倍，杀灭疟原虫的作用强。

3. 体内屏障

（1）血脑屏障

血脑屏障是血液与脑组织、血液与脑脊液、脑脊液与脑组织之间三种屏障的总称，它有利于维持中枢神经系统内环境的稳定。药物只有透过血脑屏障才能进入脑组织而产生作用。许多分子量大、解离度高、血浆蛋白结合率高的非脂溶性药物难以通过此屏障；而分子量小、解离度低、血浆蛋白结合率低、脂溶性大的药物易通过该屏障。发生脑膜炎时，血脑屏障的通透性增加，药物进入脑脊液中的量增多，如青霉素在正常人体内不能透过血脑屏障，但在脑膜炎患者的脑脊液中可达有效浓度。新生儿血脑屏障发育不完善，中枢神经系统易受药物的影响，应慎用药物。

（2）胎盘屏障

胎盘屏障是指胎盘将母体与胎儿血液隔开的屏障，其通透性与一般细胞膜相似。几乎所有母体所用药物都可不同程度地进入胎儿体内，因此，应注意药物进入胎儿循环引起的毒性反应或致畸胎作用，妊娠期间应慎用药物。

（3）血眼屏障

血眼屏障包括血 - 房水屏障和血 - 视网膜屏障。采用全身给药方法，很难在眼内达到有效治疗浓度；采用结膜囊给药、结膜下给药或球后注射给药，既能提高眼内药物浓度，又能减少全身不良反应。

4. 药物的理化性质和体液的 pH 值

脂溶性药物或水溶性小分子药物易通过毛细血管壁，由血液分布到组织；水溶性大分子药物或离子型药物难以透出血管壁进入组织，影响其向组织中分布。如甘露醇、右旋糖酐等由于分子较大，不易透出血管壁。

在生理情况下，细胞外液（血浆和组织间液）的 pH 值约为 7.4，细胞内液的 pH 值约为 7.0，故弱酸性药物在细胞外液解离多，不易进入细胞内；相反，弱碱性药物在细胞外液解离少，脂溶性高，较易分布到细胞内。提高血液 pH 值，可使弱碱性药物向细胞内液转移，弱酸性药物向细胞外液转移，从而影响药物的分布。如抢救巴比妥类等弱酸性药物中毒时，可通过碱化血液和尿液，促使巴比妥类药物由脑组织转移到血液中，也可使肾小管重吸收减少，加速药物自尿液排出。

5. 组织、器官血流量

药物分布的速度与组织、器官血流量有关。心、肝、肺、肾、脑等血流量丰富的组织，药物分布速度快，药量多；而血流量较少的肌肉、皮肤、脂肪等组织，药物分布速度慢，药量少。如静脉注射脂溶性药物硫喷妥钠，首先分布于血流量大、富含类脂质的脑组织，呈现麻醉作用，随后可迅速由脑组织向脂肪组织转移，麻醉作用很快消失。

（三）药物的生物转化

药物在体内发生的化学变化称为生物转化或代谢。肝脏是药物生物转化的主要器官，其次是肠、肾、脑等。多数药物经生物转化后失去药理活性，故称为灭活；有些药物经生物转化后作用由弱变强，或没有药理活性的药物在体内经生物转化后才具有药理活性，称为活化。如环磷酰胺只有经过生物转化才具有抗癌活性。

药物在体内进行生物转化依赖于酶的催化，体内药物代谢酶可分为以下两大类。

1. 非特异性酶

主要是指存在于肝细胞的内质网，能促进许多药物进行生物转化的肝脏微粒体混合功能酶系统（主要是细胞色素 P450 酶、多种水解酶和结合酶等），称为肝药酶或肝微粒体酶。肝药酶的活性和含量是不稳定的，且个体差异性较大，易受某些药物的影响。凡能使肝药酶活性增强或合成增多的药物称为药酶诱导剂（见表 1-1），它可加速某些药物和自身的转化，是药物产生耐受性的原因之一。凡能使肝药酶活性减弱或合成减少的药物称为药酶抑制剂（见表 1-1），它能减慢其他药物的生物转化，使药效增强。如苯巴比妥是很强的药酶诱导剂，连续用药能加速自身和抗凝血药华法林等药物的生物转化，使其疗效下降；氯霉素为药酶抑制剂，能减慢苯妥英钠的代谢，两药同服可使苯妥英钠的血药浓度升高，药效增强，甚至出现毒性反应。药酶诱导剂和抑制剂对药物作用的影响见表 1-2。

表 1-1 药酶诱导剂和抑制剂

种类	常见药物
诱导剂	苯巴比妥、水合氯醛、尼可刹米、苯妥英钠、利福平、去氧苯巴比妥、螺内酯、灰黄霉素
抑制剂	氯霉素、双香豆素类、西咪替丁、阿司匹林、异烟肼、华法林、对氨基水杨酸、甲苯磺丁脲、保泰松

表 1-2　药酶诱导剂和抑制剂对药物作用的影响

种类	药物	受影响的药物	影响后果
诱导剂	巴比妥类	多西环素	抗菌作用减弱
		肾上腺皮质激素	药效减弱
		奎尼丁	药效减弱
	苯妥英钠	华法林	血栓形成
	乙醇	口服降糖药	高血糖症
	利福平	口服避孕药	避孕失败
抑制剂	氯霉素	苯妥英钠	苯妥英钠中毒
	别嘌呤	口服抗凝药	出血
	保泰松	口服降糖药	出现低血糖
	西咪替丁	口服抗凝药	出血
		普萘洛尔	心脏抑制

2. 特异性酶

主要指存在于血浆、细胞质和线粒体中催化特定底物的多种酶系，如乙酰胆碱酯酶选择性水解乙酰胆碱，单胺氧化酶选择性降解肾上腺素等单胺类化合物。

（四）药物的排泄

体内的原形药物及其代谢产物通过不同途径排出体外的过程称为药物的排泄。机体排泄药物的主要器官是肾脏，也可通过胆汁、胃肠道、呼吸道、乳腺、汗腺、唾液腺等途径排泄部分药物。

1. 肾脏排泄

肾脏是排泄药物的主要器官。药物通过肾脏排泄有肾小球滤过、肾小管分泌和肾小管重吸收三个方式。

（1）肾小球滤过

肾小球毛细血管膜孔较大，除与血浆蛋白结合的结合型药物外，大多数药物及其代谢产物能通过肾小球滤过而排泄。

（2）肾小管分泌

少数药物从近曲小管主动分泌到肾小管而排泄。两种由肾小管主动分泌而排泄的药物同时应用，可竞争肾小管细胞上的有机酸载体转运系统，产生竞争性抑制现象，如青霉素与丙磺舒同时服用，则青霉素的排泄减少。

（3）肾小管重吸收

有些药物经肾小球滤过后，部分药物又被肾小管重吸收，重吸收量的多少与下列因素有关：①药物的脂溶性。脂溶性药物重吸收较多，水溶性药物重吸收较少。②尿量。尿量增多，尿液中药物浓度降低，重吸收减少。③尿液 pH 值。尿液 pH 值能影响药物的解离度和脂溶性，从而影响药物在远曲小管的重吸收。弱酸性药物在碱性尿液中解离增多，脂溶性降低，重吸收减少；在酸性尿液中解离减少，脂溶性增高，重吸收增多。弱碱性药物与之相反。利用这一规律可改变药物的排泄速度，如正常尿液 pH 值是 4.0 ~ 7.0，偏酸性，如弱酸性药物巴比妥类、阿司匹林等中毒时，静滴碳酸氢钠碱化尿液，可促进药物解离，降低其脂溶性，减少重吸收，加快排泄，达到解毒的目的。阿司匹林在酸性尿液中时仅排出5%，而在碱性的尿液中可排出 85%。

药物在肾小管内随尿液的浓缩，其浓度逐渐升高。某些抗菌药物，在肾小管内的浓度可比血中浓度高几十倍，有利于泌尿道感染的治疗，但同时也增加了药物对肾脏的毒性作用，如链霉素；有的药物在肾小管的浓度超过了其溶解度，可在肾小管内析出结晶，引起肾损害，如磺胺类药物。故肾功能不全时，应禁用或慎用对肾脏有损害的药物。

当肾功能不全时，药物排泄速度减慢，应注意调整。主要通过肾脏排泄的药物的剂量，防止药物中毒，如庆大霉素。

某些药物服用后，可使患者尿液颜色产生变化，其原因多数是由于药物本身或其代谢产物的颜色所致，少数则是药物不良反应的表现。护理人员应向患者做好护理教育工作，以免患者产生误解。

2. 胆汁排泄

有些药物及其代谢产物可经胆汁排泄，肝肠循环可使药物排泄缓慢，作用时间延长，如洋地黄毒苷、地高辛等。

3. 其他排泄途径

气体和挥发性药物可经肺随呼吸排出，其排出量的多少因肺活量而异。经口服未被吸收的药物，从粪便中排泄。汗腺也可排泄某些药物，如尿素制剂。乳汁偏酸性，一些弱碱性药物如吗啡、阿托品、氯霉素等易经乳汁排泄，故哺乳期妇女应慎用，以免药物对乳儿产生不良影响。某些药物也可经唾液腺排出，且排出量与血药浓度有良好的相关性，故在药物的临床监测中可用唾液药物浓度代替血液药物浓度。

第三节　药物效应动力学

一、药物作用与药物效应

药物作用是指药物与机体细胞靶位的反应过程，如肾上腺素能与血管壁上的 α 受体相结合并激活此受体；而药物效应是指药物作用的结果，如肾上腺素与 α 受体结合后使血管收缩、血压升高。两者在实际应用中常相互通用。

（一）药物的基本作用

凡使机体生理功能和（或）生化代谢增强的作用称为兴奋，如咖啡碱可兴奋大脑皮质；

反之，使机体生理功能和（或）生化代谢减弱的作用称为抑制，如地西泮能抑制中枢神经功能。兴奋作用和抑制作用在一定条件下是可以相互转化的，过度兴奋如惊厥不止，则可导致中枢神经系统衰竭甚至死亡。

（二）药物作用的选择性

药物在适当剂量时，仅对某些组织、器官有显著作用，而对其他组织、器官则无作用或无明显作用，此为药物作用的选择性。如强心苷在骨骼肌中的浓度远比心肌中的高，但对骨骼肌无作用，而对心肌有强烈的兴奋作用。选择性常是相对的，当剂量增大时，其作用范围也明显扩大，因此其选择性也就降低了，如强心苷中毒可产生神经系统反应。一般来讲，选择性高的药物作用专一性强，与治疗目的无关的作用相应较少。选择性的高低可作为药物分类的基础及临床选药的依据。

（三）药物的作用方式

1. 局部作用和吸收作用

药物与机体接触后，未被吸收入血之前，在用药局部呈现的作用称为局部作用。如口服抗酸药中和胃酸治疗消化性溃疡及经皮肤黏膜用药，多数呈现局部作用。药物从给药部位进入血液循环之后，随血流分布到各组织、器官产生的作用称为吸收作用，又称全身作用。如阿司匹林口服产生解热镇痛作用。多数药物都通过吸收作用方式来防治疾病。

2. 直接作用和间接作用

药物与组织、器官直接接触后所产生的作用为直接作用。间接作用是指由药物的某种作用而引起另一作用。如肼屈嗪可松弛血管平滑肌，产生降低血压的作用，低血压又可反射性使心率加快，前者即为肼屈嗪的直接作用，后者为其间接作用。

（四）药物作用的两重性——治疗作用和不良反应

1. 治疗作用

凡符合用药目的、能防治疾病的作用称为治疗作用。治疗作用可分为对因治疗和对症治疗。

（1）对因治疗

能消除原发致病因子而治愈疾病的作用为对因治疗，亦称治本。如青霉素杀灭致病菌治疗感染性疾病。

（2）对症治疗

能改善疾病的症状、减轻患者痛苦的作用为对症治疗，又称治标。有时对症治疗也非常重要，如高热、休克、心力衰竭、脑水肿、惊厥等，必须立即采取有效的对症治疗才能挽救患者生命。

2. 不良反应

凡不符合用药目的，给患者带来痛苦甚至严重危害的反应称为不良反应。不良反应可分以下三大类。

（1）甲类不良反应

甲类不良反应与药物作用或剂量有关，是可预知的一些反应。

①副作用

药物在治疗剂量时出现的与治疗目的无关的作用称为副作用。它具有以下特点：a. 它与治疗作用同时出现，是药物固有的作用；b. 它与药物选择性低有关；c. 随治疗目的不同，不良反应和治疗作用有时可相互转化，如阿托品治疗腹痛时出现的口干为副作用，但用于麻醉前给药时，抑制腺体分泌就成为治疗作用；d. 都是可恢复的功能性变化，危害性小。

②毒性反应

药物用量过大、注射速度过快、用药时间过长或机体对药物敏感性过高时产生危害机体的反应称为毒性反应。用药后立即发生的毒性反应称为急性毒性反应，可造成呼吸、循环和中枢神经系统功能的损害；长期使用，使药物在体内逐渐蓄积而引起的毒性反应称慢性毒性反应，往往累及肝、肾、骨髓。患者有肝、肾疾病时，对药物代谢、排泄减慢，在常用量下也会出现毒性反应。

③后遗效应

当血药浓度降至阈浓度（最低有效浓度）以下时残存的药物效应称为后遗效应。这种效应有长有短，短者如服用巴比妥类药催眠时次晨仍感困倦、乏力等不适反应；长者如久用糖皮质激素后出现肾上腺皮质失用性萎缩等。

④继发反应

直接由药物治疗作用所致的不良后果称为继发反应。如长期应用广谱抗生素，导致肠道菌群紊乱，对药物敏感的细菌被抑制，从而引起真菌或一些耐药菌大量繁殖，产生继发感染，就是继发反应。

⑤致突变、致畸和致癌

药物损伤细胞遗传物质（如 DNA），导致基因或染色体畸变称为致突变；基因突变发生于胚胎细胞可导致胎儿畸形称致畸，尤其在妊娠前 3 个月，胚胎器官形成阶段，对药物特别敏感，此时用药应格外谨慎；突变发生于一般组织、细胞则可致癌。

（2）乙类不良反应

乙类不良反应与机体反应有关，而与药物剂量及作用无关，且难以预知。

①变态反应

药物作为抗原或半抗原引发机体病理性免疫反应称为变态反应。可表现为皮疹，药物热，血管神经性水肿，哮喘，造血系统或肝、肾功能损害，甚至出现过敏性休克而致死。变态反应具有以下一些特点：a. 常发生于过敏体质者；b. 与药物首次接触后有 10 天左右的敏感化过程；c. 处于过敏状态下，再次接触同一药物时，多数情况下可迅速发病；d. 过敏性可持续很久，其至终生；e. 结构相似的药物可有交叉变态反应等。

为安全起见，一些可引起过敏性休克的药物，如青霉素类药、链霉素、破伤风抗毒素（TAT）、普鲁卡因、细胞色素 C 等，必须做皮肤过敏试验（简称皮试）。皮试阴性者，必须在处方上注明"皮试阴性"，同时写明皮试所用药物的批号；皮试阳性者禁止使用。

②特异质反应

少数特异体质者对某些药物产生特异反应称特异质反应。该反应与遗传因素有关（常见于遗传缺陷），而与药物的固有作用无关，如葡萄糖 –6– 磷酸脱氢酶（G–6–PD）缺乏者，在用一些具有较强氧化作用的药物，如伯氨喹、阿司匹林、磺胺类等药物时，可致急性溶血反应及高铁血红蛋白血症。

（3）丙类不良反应

①耐受性和耐药性

机体对连续使用的药物的反应性（又称敏感性）降低，药物作用减弱，称为耐受性，增加剂量可产生原有药效。有些患者首次用药就不敏感，称为先天耐受性。相反，有些患者用小剂量药物就出现比常人要强烈的反应则称为高敏性。这些均为个体差异，认为其与遗传因素和（或）环境影响有关。病原体或肿瘤细胞对反复应用的药物敏感性降低，药物作用减弱甚至失效的现象称为耐药性。

②药物依赖性

有些药物连续应用可造成特殊的精神和（或）身体状态，主观上产生继续用药的欲望，称为药物依赖性。其又可分为：a. 精神依赖性，催眠药、中枢兴奋药等精神药连续使用可产生特殊的精神状态，使人产生欣快感，促使用药者有周期性定期用药的强烈欲望，停用后可给患者造成极大的精神负担，但不产生戒断症状，此为精神依赖性，又称心理依赖性。b. 身体依赖性，吗啡、哌替啶等麻醉药反复使用不仅产生精神依赖性，突然停用还可导致生理功能紊乱，出现戒断症状，表现为烦躁不安、流涎、流泪、出汗、哈欠、嗜睡、腹痛、腹泻、呕吐、虚脱，甚至导致死亡等，此为身体依赖性，又称生理依赖性。患者有加大用药量及增加药物应用次数的趋势，为了获取用药时的欣快感和避免停用时的戒断症状，常不择手段来获取药物，甚至丧失道德、人格，对患者自身及社会造成严重危害。麻醉药品在病房的管理，是由护士专人负责，专柜加锁，专册登记，严防丢失。医护人员应严格掌握适应证及使用时限，认真监督患者使用，教育患者不要长期反复应用，因长期应用也可导致身体依赖性及慢性中毒，应做好宣传和咨询工作。

③停药反应

久用某些药物，如糖皮质激素、普萘洛尔等，突然停药后可使原有疾病症状迅速重现或加剧的现象称为停药反应。

药物不良反应致使机体组织、器官产生功能性或器质性损害而出现一系列临床症状和体征称药源性疾病（DID）。如药物性耳聋、药物性心功能不全、药源性肾功能不全、癌变、畸胎、药源性哮喘等。因此，护士在日常护理工作中，应密切观察药物的不良反应，避免DID 的发生。

二、药物剂量与效应的关系

在一定范围内，随着药物剂量的增加，药物效应也相应增强，这就是剂量—效应关系。药物剂量大小与血药浓度高低密切相关，故也常用浓度—效应关系来表达。

（一）剂量的概念

剂量是指用药的分量，可分成以下几种。

1. 最小有效剂量

出现疗效的最小剂量称为最小有效剂量。

2. 治疗量

大于最小有效量而小于极量，使机体产生显著疗效而又不至于中毒的剂量称为治疗量，又称常用量。

3. 极量

极量是《中华人民共和国药典》明确规定允许使用的最大剂量，医生处方一般不得超过此用量。因此，护理人员若发现此种用量的医嘱时，应提醒医生注意。

4. 中毒量和致死量

中毒量和致死量分别为引起中毒和致死的剂量，是临床上绝对不允许使用的剂量。

（二）剂量与效应关系曲线

在一定范围内，随着药物剂量的增加，其效应也相应增强，此称为剂量—效应关系。随剂量逐渐增大，可做出先陡后平的效应曲线；若改用对数剂量，则曲线呈对称 S 形，见图 1-1，这就是药物作用的量效关系曲线。药效随剂量增大相应增强，最后达到最大效应（E_{max}），也称为效能，即指再增加剂量，药效不再提高，只能引起毒性反应。

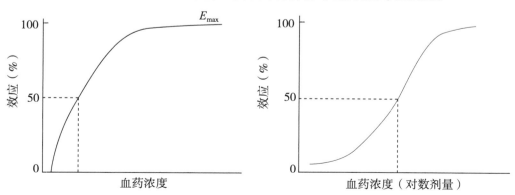

图 1-1　药物作用的量效关系曲线

效价强度表示引起等效反应时所需的相对剂量或浓度，两药引起等效反应时，所需的剂量越小，效价强度就越大。S 形量效曲线的中点（50% 反应处），因曲线斜率最大，即对剂量变化的反应最灵敏，常用以代表药物的效价或作为药物间效价强度的比较。

第四节　临床药学发展概况

一、临床药学的发展史

"临床药学"（clinical pharmacy）一词于 20 世纪 50 年代中期在美国提出。20 世纪 40 年代中期以后，随着化学工业、生物工程等科学技术的快速发展，制药工业突飞猛进，新药源源不断地应用于临床，因此药物使用和选择的复杂问题随之而来。同时，随着新药数量的增加，药费上涨，药物治疗失误率增高，患者住院日延长，因此，20 世纪 50 至 60 年代首先在美国建立了"临床药学"这一学科，目的是使药学工作重点由过去的"药"转向"人"。药学工作者除了完成传统的药品供应分发等工作外，还需深入临床，参与临床药物治疗，协助临床选药，以提高药物疗效，降低不良反应发生率。为了适应这种转变，美国临床药学教育得到飞速发展，绝大多数药学院开设了临床药学专业，培养了大批临床药师，并在州以上医院设立临床药学服务中心。美国药学领域的成功实践，使世界许多国家也纷纷加入，如英国、法国、日本等。

二、临床药学的研究内容

临床药学的研究内容主要有：药动学、药效学、药物利用和评价、药物经济学、药物相互作用、药物过量的处理、药物不良反应监测、新制剂与新剂型的开发和评价、药物情报信息研究以及药学监护等内容。

（一）临床药动学

临床药动学是在经典药动学的基础上，利用简单的计算公式和方法研究药物在患者体内的吸收、分布、代谢和排泄的量变规律，特别是研究血药浓度随时间的变化规律的一门科学。它不仅对提高药物治疗的有效性和安全性具有十分重要的作用，而且对指导新药设计、改进剂型及优选给药方案、减少不良反应等方面都有重要的临床价值。具体内容如下。

1. 确定每个患者的给药方案（用量、用法、给药间隔、给药途径、用药剂型）。

2. 对药物的不良反应进行监测并在定量方面做出解释。

3. 发现生物利用度的差异和未知的药物相互作用。

4. 根据生物利用度算出特殊药物的动力学参数，可得出给患者用药时有用的数值。

药动学是临床药学的重要内容，而血药浓度监测，药物半衰期和肝、肾功能状态测定所提供的数据则是进行药动学研究的基础。

（二）临床药效学

药效学以研究药物的作用和反应（包括不良反应）为主要内容，重点研究药物作用和作用机制。临床药效学通过药动学和药效学模型，定量评价、分析和预测药物效应与浓度之间的关系，求出药效学参数，预估药效起始和持续时间以及药效强度的动态变化，从而制订给药方案，精确估算患者达到所需药效的具体给药剂量。因此，也可以说临床药效学是研究药物在人体内效应部位的浓度与药效之间关系的一门科学，它与临床药动学结合在一起，成为现代药物治疗学的理论基础。其临床意义重大，为正确选药提供依据，从而更好地为临床制订给药方案服务，避免和减少药物治疗事故及药源性疾病的发生，科学地对新药进行临床评价，为临床合理用药和优选药物提供科学依据。

（三）临床药物相互作用

两种以上药物同时并用或先后序贯应用时，药物的作用和效应因此发生了变化，称之为药物相互作用。药物相互作用可使药物作用增强或减弱，作用时间延长或缩短，可以表现为有益的治疗作用或有害的不良反应。随着临床合并用药的增加，研究药物相互作用具有非常重要的临床意义。

药物相互作用主要包括药动学环节的相互作用、药效学环节的相互作用和药物体外配伍禁忌。药动学相互作用可能发生于药物的吸收、分布、代谢及排泄等环节。药效学相互作用包含对靶位的相互作用、对电解质平衡的相互作用以及对同一生理系统或生化代谢系统的相互作用，包括拮抗、协同作用等。

（四）临床药物利用和评价

药物利用和评价是对全社会的药物市场、供给、处方及其使用进行研究，重点研究药物引起的医学的、社会的和经济的后果以及各种药物和非药物因素对药物利用的影响，目的是使用药合理化。包括从医疗方面评价疾病治疗的效果以及从社会、经济等方面评价其合理性以获得最大的社会和经济效益。

（五）临床药物过量的处理

临床药物过量的处理研究包括对不合理用药引起的药物过量和生活性中毒机制、解救方法的研究。利用药学、化学和现代分析技术开展体内药物和毒性分析，对于临床安全用药，提高医疗水平及协助急性中毒的诊疗具有重要作用，也是临床药学的一个重要方面，拓展了临床药学的工作内容。

（六）药物不良反应监测

药物不良反应可由多种原因引起，最常见的原因是药物本身的药理学作用的延伸，例如有些药理学作用对甲病是治疗作用，对乙病可能就是副作用，质量、剂量、剂型、用法以及相互作用等因素均可导致药物不良反应。对药物不良反应的监测可以及时发现并预防严重不良反应引发的后果，提高用药的安全性及有效性。新药开发时的临床研究，由于受到研究病例及时间的限制，因此难以发现一些罕见的不良反应。通过对临床用药的不良反应监测，可以发现某些研究时未能预测的、严重的、罕见的不良反应。

（七）临床药物新制剂的开发

为保证医院的医疗质量及特色，医院在有条件时可以设立制剂室，经上级药品监督部门注册批准后，研制一些特殊的制剂，特别是市场紧缺、用量极少的抢救药品，供临床应用，这不仅可以满足医院特色医疗和科研需要，对药品生产、供应也是一种补充。

（八）药物经济学

药物经济学起源于 20 世纪 80 年代初，是以卫生经济学为基础而发展建立起来的一门新兴边缘学科，它是一门将经济学原理和方法用于评价临床药物利用过程，并以从经济学角度指导临床医生和药师制订合理用药处方为宗旨的应用科学。药物经济学为药品资源的优化配置、新药的研制开发、临床药学服务、合理用药、药政管理和医疗保险等提供科学的信息基础和决策依据，也是一门应用性的评价科学。

（九）药学监护

药学监护是国外临床药学实践中提出的一个概念。药学监护既是临床药学的重要组成部分，又是临床药学的发展方向。临床药师在实施药学监护实践中，对患者承担更多的药物治疗责任，从参与合理用药到被授权处理与药物治疗有关的问题，进一步结合临床直接接触患者和指导患者药物治疗，也有专家将其称为全程化药学服务。

（十）药物情报信息

药物情报信息包括收集整理各类药物的不良反应、合理用药、药物相互作用等信息，及时提供给临床医生，使用药合理化。还应包括新药的临床推荐与介绍，以及对患者的用药指导与教育等方面的信息。

三、临床药学的主要工作任务

临床药学的出现是药学和医学发展的结果，也是医药结合共同发展的体现。临床药学在国外已实践多年，其在临床工作中的作用也逐渐显现。我国临床药学起步虽晚，但已培养出一批专职从事临床药学工作的临床药师。随着工作的深入，有专科特色的临床药学专家队伍也已逐步形成。

临床药学的主要工作任务包括以下几个方面。

（一）加入临床药物治疗团队，参与合理用药

与医护人员一起组成治疗团队，正确地选择和使用药物，是临床药师的一项重要任务。临床药师可以运用其药学知识、最新药物信息资料和药物检测手段，以提高疗效、减少不良反应的发生，在用药和品种选择上提出意见，供临床医生制订药物治疗方案时参考。临床药师不但可以利用自己的药学知识处理有关用药问题，还可以在临床工作实践中发现问题，提出研究课题，写出高质量的论文。

（二）治疗药物监测

采用现代分析检测手段来研究体液，特别是血液中药物浓度与疗效和不良反应的关系，制订最佳给药方案，从而提高药物疗效，避免或减少不良反应的发生，是治疗药物监测的目的。

（三）药物基因组检测

药物基因组学的兴起为临床精准用药提供了重要的理论基础，药物基因组检测手段和方法的成熟则为临床精准药物治疗的实现提供了可用的技术，临床药师不仅要懂得药物基因组学的理论，还要知晓基因组测定结果的解读和在精准药物治疗中的应用，将其与治疗药物监测相结合，以更好地解决药物治疗问题。

（四）药物不良反应监测

通过实施药物不良反应监测报告制度，可以把分散的不良反应病例资料汇集起来，并进行因果关系的分析和评价，以提供临床安全用药信息，减少不良反应的发生，提高用药的安全性、有效性。

（五）药物信息的收集与咨询服务

临床药物治疗的合理性必然建立在及时掌握大量最新药物信息的基础上，因此，临床药师应经常收集有关药物治疗方面的资料，以便针对临床治疗工作中的问题提供药物信息。开展药物咨询、提供药物信息，可以促进医药合作，使用药更加安全、有效和合理。同时还应进行药物知识的科普宣传工作，以增强全民的合理用药意识。

（六）临床药物相互作用和配伍问题的观察与处理

临床药物相互作用及配伍问题，目前已从体外理化性质的研究进入人体内的研究，而且日渐深入。其结果对指导临床合理用药具有重要意义，临床药师应熟练掌握并具有处理这些问题的能力，特别是对体内药物相互作用研究结果的解读与应用。

（七）对药动学与生物利用度信息的掌握和应用

对药动学及生物利用度信息的掌握和应用是临床药师最重要的基本功，涉及药物的合理选择、给药方案的设计、治疗疗程的确定及治疗过程中其治疗结果与理论不相符合的解

读，以及用药方案的调整。

（八）对临床新药及新制剂、新剂型的掌握和应用

随着医药工业的高速发展，新药物、新制剂及新剂型不断进入临床，临床药师的重要工作和内容是掌握和了解这些新药、新制剂、新剂型的特点，并在临床药物治疗中正确选用，同时也应及时给临床医生介绍和推荐。

（九）药物的临床评价

药物的临床评价包括上市新药在临床应用中的有效性及安全性评价，其中Ⅲ、Ⅳ期临床试验评价为主要内容，同时也包括已上市药品的再评价，特别是20世纪90年代的真实世界研究的评价方法应该成为临床药师常规工作内容中的重点。

四、临床药学的工作模式

一定的组织形式和工作模式是保证临床药学工作顺利开展的必备条件。临床药学工作系统基本由三个层次组成，各层次有不同的工作内容。

（一）第一层次

调剂岗位的药师为第一层次的临床药学工作者，是临床药学工作的前沿，也是联系医护患的纽带。其任务如下。

1. 负责处方及医嘱审核和药品调剂发放，主要是核对药名、日期、医生签名、剂量及有无配伍禁忌，并按照药效学、药动学理论，审核处方的合理性。

2. 向医护人员、患者及家属提供药物正确使用的咨询服务。

3. 对患者用药进行监护，收集不良反应病例并上报。

4. 发现并反馈药品质量问题。

（二）第二层次

第二层次的工作由既有较全面的临床药学知识，又有一定的临床医学知识的主管药师或主管药师以上职称人员组成的临床用药小组完成。其任务如下。

1. 深入病房参与会诊、查房、抢救、病案讨论，并结合临床实际参与患者给药方案的制订，即合理用药会诊。

2. 协助临床医生正确地应用体液药物浓度及药物基因组检测结果和参数分析结果，制订并调整合理的给药方案，实现患者个体用药方案的精准化。

3. 对患者用药的全过程进行监护，收集不良反应病例，分析因果关系，并呈报。

4. 向医护人员、患者提供药物信息咨询服务。

5. 对第一层次的药师进行带教与指导。

（三）第三层次

第三层次的工作由高年资的有高级职称的临床药师承担，并根据前两个层次的反馈和临床需求开展相应工作，其主要任务如下。

1. 参与临床疑难病例的会诊，解决急危重症患者的药物治疗问题。

2. 参与药物体液浓度监测和研究，并依据测得的药物浓度计算患者的药动学参数，将其作为结果分析，供临床制订或修正给药方案时参考。

3. 根据临床药物治疗中的问题进行课题研究，并总结成供同行应用的论文或成果，推动学科的发展和进步。

4. 进行体内药物代谢、药动学、生物利用度及临床用药配伍和相互作用的实验研究，解决临床药物配伍及药物相互作用的问题，并将研究成果转化为合理用药的实践与应用。

5. 对第一、第二层次的药师进行指导和带教，同时参与临床药学本科生、进修生及研究生的带教工作，培养临床药学的高端人才。

五、我国临床药学的发展与展望

自 20 世纪 80 年代初，受国际、国内临床医学发展的影响和药学知识的丰富与提高，我国一批老药学专家倡导开展临床药学工作，经过广大药学工作者的不懈努力，临床药学已在我国得到较大的发展，在认识程度、工作内容、工作方法、研究方法和手段等方面都有了很大进步，在提高药物治疗水平及提高医疗质量、减少药物不良反应和杜绝药物治疗事故、安全合理用药上取得了不俗的成绩。目前我国县级以上医院均在不同水平上开展了卓有成效、各具特色的临床药学工作。

第五节　临床药师服务技能与要求

一、临床药师的培养教育与职责

（一）临床药学高等本科教育

1989 年，原华西医科大学（今四川大学华西医学中心）首开临床药学本科专业，随后北京大学药学院、沈阳药科大学、大连医科大学、徐州医学院和中国药科大学等院校相继开始招收临床药学本科生。

培养目标：培养具备临床药学基础知识、基本理论和基本技能，具有创新思维，能够从事以合理用药为核心的药学服务工作的临床药师。

（二）临床药学本科毕业生技能要求

1. 具备全面、系统、正确收集患者信息以及规范书写药历的基本技能。

2. 具备运用循证药学的理论，收集和评价药物情报，提供药物信息服务的基本技能。

3. 具备开展审核处方（医嘱）、调配处方，进行用药指导等能力。

4. 具备合理用药所需要的药物咨询、药物不良反应监测、治疗药物监测和个体化给药方案设计等临床药学服务的能力。

5. 具备开展药品（质量）管理，以及充分考虑患者及其家属利益，进行药物利用和评价的能力。

6. 具备与患者及其家属、医务人员进行有效沟通交流的能力。

7. 具备对患者和公众进行药物基本知识、合理用药等方面的健康教育的能力。

8. 具备检索和阅读中外文献的能力。

（三）临床药学本科实践技能培训

实践技能教学环节包括实践课程、见习、实习、社会实践等。实践课程包括化学类、生物学类、医学基础类与药学类专业课的实验课、专题讨论、案例分析等。见习应在医院病房、医院药房、社区药房，或其他药品生产、经营企业中完成。实习由药学部门实习和临床科室（应涵盖临床主要科室）实习两部分组成，由符合资质的临床药师和临床医生共同组成带教组进行实习带教，开展临床药学教学查房。实习教学应紧密结合临床所关注的药物治疗问题，内容为与药物治疗学相关的病例报告，包括药物治疗方案分析、药品不良反应报告与分析、药物相互作用报告与分析等。社会实践要求学生参与医院、社区等的医疗志愿活动，加深学生对患者或身体障碍者的心理和身体需求的理解。

二、临床药师实践与技能

（一）临床药师实践

1. 药学查房

（1）药学查房目的

①获取电子病案中无法得到但必须掌握的与用药相关的信息。

②观察患者临床表现，分析其与用药之间的关系。

③面向医生、护士、患者及其家属开展用药知识宣传与咨询。

④检查用药方案，护士的医嘱执行、给药操作情况，护士工作站的药品保管与储存状况。

⑤判断药物不良反应及药源性疾病与用药的关系，参与患者的救治。

⑥评估治疗效果，形成最优的药物治疗方案。

（2）药学查房步骤

①信息梳理

患者基本信息（年龄、身高、体重、家庭情况、受教育程度、工作类型等）；体格检查结果，实验室检验、影像检查结果，尤其注意异常指标；既往史及用药情况、家族史、过敏史等。

②医嘱审核

审核医嘱发现用药错误应及时与医生沟通，并对不合理的用药情况进行记录、系统归纳整理；对普遍性的不合理用法，应及时进行公布、指正，并督促临床医生更改。医嘱常见问题：无适应证用药、有诊断而未用药；不符合用药原则，无指征使用抗菌药物进行预防、治疗、联合用药；溶剂选择、剂量、用法、疗程不当（超剂量用药、围术期用药不规范或用药时间过长、给药方法不当、特殊病理状况下用药不当）；药物相互作用（药物相互拮抗使毒性作用增加，影响药动学过程）；相同作用机制的药物重复使用。

③问题沟通

与医生沟通的问题：医嘱审核中存在的不合理用药情况、需要特殊关注的药物及其注意事项、调整药物治疗方案。

与护士沟通的问题：具体用药事宜，例如静脉用制剂的溶剂选择、静脉输液滴速、输注顺序与给药间隔时间、避光等问题。

与患者沟通的问题：目前服用的药物和自备药，药品通用名称、剂量、使用理由、开始及持续时间、效果如何；了解并告知患者药物的使用方法和服药期间的注意事项，如患者使用的药物中包括特殊剂型，关注药物的使用，如患者为老年、儿童、肝肾功能不全者、孕妇和哺乳期妇女等特殊人群，应密切监护药物种类与剂量；询问患者住院过程中是否出现与药物相关的不良事件，如药物不良反应、药物相互作用；告知患者出院带药注意事项，包括药物的应用时间、用法、用量、潜在的药物不良反应及预防与处理方法、药物与药物之间或药物与食物之间的相互作用等；告知患者应定期监测的指标与监测时间；告知患者出院后应改善的生活方式及注意事项；对需随访的患者制订药学随访计划。

④效果追踪

综合临床表现和检验指标对每日治疗效果进行评价，逐步建立科学的药学查房评价体系，定期对药学查房的内容设定指标进行回顾性分析，在一定范围进行问卷调查。

⑤完善记录

临床药师日常参与医疗活动均应有记录，查房记录可采用教学药历的格式，将每次的查房结果写入药物治疗日志部分，查房记录不仅是岗位工作的要求，同时也便于药师进行阶段性的总结与整理，从记录中归纳患者的药物治疗情况，提取关键要素，以便进一步完善药学监护工作。

2. 药学会诊

（1）临床药师在会诊中的职责与作用

临床药师参与临床药物治疗，根据患者的临床表现、治疗效果及个体差异等，结合药物不良反应、相互作用、药动学和药效学理论、药物经济学、药学伦理学等综合分析，协助临床医生选择合适的治疗药物以及适宜的给药剂量、途径、频次及时间，实现个体化给药，为患者提供高质量的药学服务，促进临床合理用药，提高医疗质量，推进社会的合理用药进程，节省医疗卫生资源，提高人民健康水平。

（2）会诊要求与内容

为了实现药学会诊目标，确保会诊效果，临床药师应按照如下要求参与会诊。

①会诊资质要求

药学会诊分为普通会诊、急诊会诊及全院会诊，要求具有中级及以上药学专业技术职称的药师参加药学会诊。

②会诊步骤及准备

药学会诊前：a. 与临床科室进行沟通，明确本次药学会诊的药学问题与需求；b. 查阅患者住院病历，明确患者病情发展状况、会诊前用药情况、分析前期治疗效果、梳理相关药学问题。

药学会诊中：a. 听取主管医生对患者的病情转归、药物治疗相关情况的汇报；b. 床旁查看患者情况、询问患者的不适症状（昏迷患者除外）、向患者家属或陪护人员询问患者住院期间的病情情况；c. 听取其他参与会诊的医生关于患者病情的分析；d. 结合患者病历情况、药师床旁查看情况，综合分析给出可操作性强的药学会诊意见、书写会诊意见；e. 跟主管医生沟通药学会诊意见，与医生及护士交代药物使用方法及注意事项。

药学会诊后：积极随访患者，了解药学会诊意见采纳情况、执行状况、患者疗效及药源性疾病情况（住院患者可采取床旁查看，出院患者可进行随访），跟进评估患者药物治疗的效果，发现、鉴别药物治疗的问题，针对性完善药物治疗方案。

③会诊内容

根据患者最新症状、体征及实验室检查结果，分析与用药的关系；阐述患者会诊前所用药物与患者当前状况的关系及存在的问题；在当前治疗状况下，给出更安全、有效、经济的药物个体治疗方案；回答医生或护士关于患者治疗中的疑惑。如：特殊使用级抗菌药物（如美罗培南、万古霉素等）的问题；围术期预防使用抗菌药物方案的制订；特殊患者（孕妇、哺乳期妇女、老年人、婴幼儿、肾功能不全者、肝功能不全者）个体化用药方案制订及药物治疗监护；解决疑难病、危重患者（混合感染、多重耐药菌感染、病情危重、疗效不佳）治疗药物选择问题；给予药物不良反应或药源性疾病的鉴别和处置；提供参保患者的药物选择；医疗纠纷处理等。

④会诊完成时限要求

急诊会诊应在10分钟内到达邀请会诊的科室；普通会诊按照各医疗机构规定时限要求进行；全院会诊按照邀请会诊的部门或科室制订的时间，参加会诊。

（3）会诊流程

①接受申请

临床药学室接到书面会诊单或电话会诊请求或医师工作站网上会诊申请。

②会诊准备

按照会诊步骤中药学会诊前准备内容进行准备。

③会诊执行

听取主管医生及检验、影像、超声等科室的病情介绍，针对患者的问题，给出更安全、有效、经济的会诊意见。

④会诊记录

临床药师形成会诊意见，填写会诊单并签名记录。

⑤后续随访

解决遗留问题（会诊当时未能解决或需要进一步提供资料、动态观察后方可决策的问题等），了解临床药师建议是否被采纳，动态观察相关问题的后续处理与效果，会诊完毕发现不妥之处及时沟通并进行调整，后续观察中若发现患者病情变化，应及时提出调整意见。

（4）会诊记录书写

会诊记录书写内容包括申请会诊记录和会诊意见记录。申请会诊记录应当简要载明患者的基本信息（姓名、性别、年龄、住院号、床号等）、病情及诊疗情况，申请会诊理由和目的，申请会诊时间、科室及医生签名等。会诊意见记录包括会诊意见、会诊时间、会诊药师签名、随访情况（会诊意见执行情况、患者病情恢复情况）等。会诊意见中应简单概述目前患者病情进展、临床表现、相关实验室检查及主要治疗措施，还应包含会诊药师对治疗药物及疗效的分析与评价、提供的治疗方案、患者监护疗效和不良反应监护的计划等。

（5）会诊后随访与评价

临床药师回复会诊意见后应有后续随访，从患者临床表现、相关实验室检查等方面继续评估治疗效果，同时监测药物不良反应的发生，如有效应维持原方案治疗，如无效则应重新评估患者病情，分析治疗失败的原因，再次制订新的治疗方案。可通过多种形式对会诊进行评价，逐步建立科学的会诊评价体系。目前的评价工作主要是听取医护专家和患者的意见，同时进行一些自我评价。对于会诊中典型案例的用药问题，可通过医院药事管理委员会会议等进行交流，也可通过举办全院性学术讲座、出版《临床药学通讯》等形式反馈信息。

3. 药学监护

药学监护（PC）是直接、负责地提供与药物治疗相关的监护，其目的是达到改善患者生命质量的确切结果，是临床药师应用药学专业知识向公众（含医务人员、患者及其家属）提供直接的、负责任的、与药物使用有关的服务（包括药物选择、药物使用知识和信息），以提高药物治疗的安全性、有效性与经济性，实现改善和提高人类生活质量的理想目标。

（1）临床药师在药学监护中的作用

药学监护实践明确了临床药师的责任：临床药师对患者用药全程负责，确保患者药物治疗效果最佳、药物伤害最轻、药物花费最少、药物使用最便捷。临床药师在药学监护中的作用包括：临床药师应协助医生明确患者的治疗目标，根据患者病情制订个体化药物治疗方案，监测患者用药全过程，对药物治疗做综合评价，发现和报告药物过敏反应及副作用，最大程度降低药物不良反应及药物相互作用的发生率，防止药源性疾病的发生；协助护士用正确的方式及流程储存、配制、使用药物及观察药物的临床应用；综合管理所有药学监护所需资源，包括药物使用管理，以及对医生、护士、患者进行药学指导，提供有关药物的信息咨询服务；建立患者用药档案，评价患者生活质量。

（2）药学监护原则

临床药师在实施药学监护的过程中应该遵循以下基本原则。

①收集数据原则

临床药师直接面对患者及其家属，进行专业性交流，收集患者的主观信息、原始药物记录等，必要时可利用健康评估技术（如血压监测等）收集患者的客观信息，建立患者用药记录。

②信息评估原则

评估从患者或者其他途径收集的主、客观信息。

③治疗方案优化原则

评估并选择最佳治疗计划，确保治疗安全有效，最大程度控制目前和将来潜在的健康问题。

④执行计划原则

按照必要的步骤执行计划，其步骤主要包括临床药师与其他医务人员交流、阐明或更改处方、开始药物治疗、教育患者与护理人员、调整药品需求及其相关供应。

⑤监护和更改计划原则

临床药师应经常回顾、监护主、客观监测参数，必要时需与其他医务人员共同商讨更改计划和执行更改的计划。

（3）药学监护内容

药学监护内容包括药物适应证、禁忌证、慎用证、给药方案、不良反应、相互作用、个体化用药等方面。具体内容如下：无适应证用药；某些疾病症状未用药；特殊疾病症状用药不合理；药物剂型选择，给药剂量、疗程、途径或方法不合理；重复用药；患者对药物过敏；存在实际或潜在的药物不良反应；药物与药物、疾病、营养、实验室检验之间有实际或潜在的相互有害作用；药物治疗效果不理想；药物经济学因素影响患者治疗；患者对药物治疗缺乏理解；患者不能坚持药物治疗方案。

（4）药学监护步骤

药学监护过程主要包括 3 个步骤。

①评估患者的药物治疗需要。

②在对患者药物有关需要进行评估以后，要制订患者监护计划来实现治疗目标，解决药物相关问题及预防药物相关问题的发展。

③随访评价以了解患者需要是否得到满足。

4. 处方点评

处方点评是在医院管理系统中发展起来的用药监管模式，是以促进临床合理用药、保障患者用药安全为目的的处方质量综合评价管理工作，是医院持续医疗质量改进和药物临床应用管理的重要组成部分，是提高临床药物治疗水平的重要手段。

（1）药师在处方点评中的作用

处方是指由注册的执业医师和执业助理医师在诊疗活动中为患者开具的药物，由取得药学专业技术职务任职资格的药学专业技术人员审核、调配、核对，并作为患者用药凭证的医疗文书。处方包括医疗机构门、急诊处方和病区用药医嘱单。处方点评是根据相关法规、技术规范，对处方书写的规范性及药物临床使用的适宜性（适应证、品种选择、给药途径、用法用量、药物相互作用、配伍禁忌等）进行评价，发现存在或潜在的问题，制订并实施干预和改进措施，促进临床药物合理应用。处方点评是医疗机构中所有药师的基本工作职责和内容，而临床药师是点评处方的主体。通过随机抽查门、急诊处方或病区用药医嘱单进行点评，可了解医生的诊疗习惯和治疗特点，及时发现不规范处方，促进规范、科学、合理用药，提高服务质量。

（2）处方点评的标准

处方点评结果分为合理处方和不合理处方。不合理处方包括不规范处方、用药不适宜处方及超常处方。

（3）处方点评的实施

在医院药事管理与药物治疗学委员会（组）和医疗质量管理委员会的领导下，建立处方点评专家组和处方点评工作小组，由医院医疗管理部门和药学部门共同组织实施医院处方点评工作。其中处方点评专家组由医院药学、临床医学、临床微生物学、医疗管理等多学科专家组成，为处方点评工作提供专业技术咨询，处方点评工作小组由医院药学部门成立，负责处方点评的具体工作。

（4）处方点评结果的干预

处方点评结果干预方式：按方法可分为技术干预和行政干预；按时效可分为事前干预

和事后干预。

①技术干预

目的在于通过不断提高临床医生的用药水平，使医生按照安全、有效、经济合理的用药原则为患者制订最优的用药方案。包括：用药分析；药师到临床中与医生讨论用药方案；药师到临床中与患者和医生交流；收集与合理用药的相关信息；提出合理用药建议；接受用药会诊；推行基本用药目录；实施用药指南；用药疗效追踪；进行合理用药教育（包括医护交接班时医、药、护讨论）；对医生进行合理用药评价等。

②行政干预

目的在于通过行政管理对临床的不合理用药进行持续改进，包括通报严重、重复出现或有代表性的不合理用药问题，对医生的合理用药情况进行绩效管理。

③事前干预

目的在于纠正正在发生或可能发生的不合理用药，包括药师在处方前置审核时发现的不合理用药，及时与医生沟通或讨论，并提出合理用药建议；对纠正的情况及疗效进行追踪。

（5）处方点评的应用和持续改进

①医院药学部门应会同医疗管理部门对处方点评小组提交的点评结果进行审核，定期公布处方点评结果，通报不合理处方；根据处方点评结果，对医院在药事管理、处方管理和临床用药方面存在的问题，进行汇总和综合分析评价，提出质量改进建议，并向医院药事管理与药物治疗学委员会（组）和医疗质量管理委员会报告；如发现可能造成患者损害的问题，应当及时采取措施，防止损害发生。

②医院药事管理与药物治疗学委员会（组）和医疗质量管理委员会应当根据药学部门会同医疗管理部门提交的质量改进建议，研究制订有针对性的临床用药质量管理和药事管理改进措施，并责成相关部门和科室落实质量改进措施，提高合理用药水平，保证患者用药安全。

③各级卫生行政部门和医生定期考核机构，应当将处方点评结果作为重要指标纳入医院评审评价和医生定期考核指标体系。

④医院应当将处方点评结果纳入相关科室及其工作人员绩效考核和年度考核指标，建立相关健全的奖惩制度。

（6）处方点评工作的监督管理

①各级卫生行政部门应当加强对辖区内医院处方点评工作的监督管理，对不按规定开展处方点评工作的医院应当责令改正。

②卫生行政部门和医院应当对开具不合理处方的医生采取教育培训、批评等措施；对于开具超常处方的医生按照《处方管理办法》的规定予以处理；一个考核周期内开具5次以上不合理处方的医生，应当认定为医生定期考核不合格，需离岗参加培训；对患者造成严重损害的，卫生行政部门应当按照相关法律、法规、规章给予相应处罚。

③临床药师未按规定审核处方、调剂药品、进行用药交代或未对不合理处方进行有效干预的，医院应当采取教育培训、批评等措施；对患者造成严重损害的，卫生行政部门应当依法给予相应处罚。

④医院因不合理用药对患者造成损害的，应按照相关法律、法规处理。

5. 药学门诊

药学门诊是药师在门诊直接面对患者提供用药咨询服务和用药教育的一种方法和途径。临床医生精于诊断，但对药物不良反应、药动学、药物相互作用和配伍禁忌等知识掌握不足，药学门诊可以起到有效补充作用。

（1）目的

药学门诊是为了协助医生提高患者用药安全性、有效性和依从性，减少不良反应的发生；从药学角度入手体现人文关怀，提高患者对药物治疗的满意度；通过对患者用药信息的收集与药物重整，可减少用药相关损害和不必要的药物治疗，减轻医保部门和患者疾病治疗的经济负担。

（2）工作内容

根据我国医疗机构的实际情况，参考美国药物治疗管理（MTM）模式，药学门诊的工作内容主要包括如下内容。

①建立患者药物治疗管理档案

患者基本信息，包括现病史、既往史、用药史、过敏与不良反应史；生活习惯与饮食；生育、手术计划等。

②制作用药记录表

整理目前用药，制作个人药物记录表，包括处方药（非处方药）、中草药等，评估药物疗效与药物不良反应等相关问题。

③提出药物治疗干预方案

针对患者目前药物治疗存在的问题，或需要调整的生活方式或饮食，进行适当的干预，如处方精简、药物重整、生活方式调整或饮食教育，必要时与主诊医生沟通，进行药物治疗方案的调整。

④提供个体化用药教育

增强患者对药物的了解，使其能够正确使用药物。

⑤解答患者关于用药的问题

通过临床药师规范化、专业化的药学服务，提高患者用药依从性，预防用药错误，最终实现患者自我用药管理，保证用药安全性。药学门诊充分发挥了临床药师的专业技能，体现了药师价值，拉近了患者与临床药师的距离，提高了临床药师的社会认知度和认可度。

（二）临床药师技能

1. 药物不良事件处置

（1）药物不良事件相关概念

药物不良事件（ADE）是指药物治疗期间所发生的任何不利的医疗卫生事件，而该事件不一定与该药物有因果关系。ADE包括药品标准缺陷、药品质量问题、药品不良反应、用药错误和药品滥用。从涉及的部门和人群看，ADE涉及监管者、生产和研究者、流通商、药师、医生、护士、患者或消费者。

药品不良反应（ADR）：我国《药品不良反应报告和监测管理办法》规定，ADR是指合格药品在正常用法用量下出现的与用药目的无关的或意外的有害反应，包括副作用、后遗效应、变态反应、继发反应、特异质反应、致癌、致畸、致突变等。ADR与药品应用有因果关系。

用药差错（ME）指药物使用过程中发生的任何导致药物不恰当使用的可预防事件。ME可出现于处方、医嘱、药物标签与包装、药物名称、配方、发药、给药、用药指导、监测及应用等过程中。ME大多是由于违反治疗原则和规定所致。ME的含义不同于药品不良反应，但ME也可以导致药品不良反应。

（2）ADR的预防

为了减少ADR发生，临床药师应做到以下几点：①详细了解患者的病史和过敏史，对症用药。②严格掌握药物的用法、用量，注意特殊人群用药。③用药品种应合理，避免不必要的重复或联合用药。④密切观察患者用药反应，必要时监测血药浓度。⑤慎用对器官功能有损害的药物，必要时监测器官功能。⑥提高患者防范意识，及时报告异常反应。⑦加强临床药师、医生、护士的专业水平并对其进行职业道德教育，避免用药错误。

（3）ADR的判断

ADR与药物因果关系判断原则如下：①开始用药与可疑ADR出现的时间有无合理的先后关系。②可疑ADR是否符合该药物已知的ADR类型。③可疑ADR能否用药物的药理作用、患者的临床症状或其他疗法的影响来解释。④停药或减少剂量后，可疑ADR是否减轻或消失。⑤再次接触可疑药物后，同样的反应是否重新出现。

根据上述五条判断原则，我国对ADR关联性评价分为肯定、很可能、可能和不可能。

（4）ADR的处理程序

①在临床治疗中一旦发生ADR，原则上应立即停药，视情况判断是否给予相关治疗。若怀疑药品质量问题，应与药剂科联系，由药师、医护人员共同进行相关药物的封存工作。

②临床科室应在规定时限填写药品不良反应/事件报告表，并及时上报药剂科ADR监测组。若ADR症状仍未消失或转归，药师应继续监测事件的发展，并负责与患者沟通，进行进展情况登记。

③新的、严重的 ADR 应于发现或者获知之日起 15 日内报告，其中死亡病例必须立即报告，其他 ADR 应在 30 日内报告。有随访信息的，应当及时报告。

④对于新的、严重的 ADR 应立即停药，给予积极治疗，尽最大可能降低对患者的不利影响，在规定时限填写药品不良反应／事件报告表，并将情况上报医务科和药剂科。药剂科 ADR 监测人员应及时到科室调查，并组织相关人员进行病例讨论，研究不良反应与可疑药品的相关性。若与药品相关，分析是由于药品质量、多种药品相互作用，还是由于患者自身等原因造成，整理总结后及时上报。必要时可采取暂停药品使用等紧急措施，将损害降至最低。

⑤若因一种药物，同剂型、同批号在一周内连续出现 3 例或以上不良反应，药剂科应立即通知各医疗区停用该批号药品，并在临床重点监测已用该药品患者的情况，通知生产厂家，告知其情况，共同分析 ADR 发生原因。若为药品质量原因，药剂科将上报药事管理委员会，提请处理意见。

⑥药师对医护人员及患者进行 ADR 信息传达和用药安全知识的宣传。

⑦药剂科负责定期将国家 ADR 及院内 ADR 发生情况通报临床医护人员。

2. 基于 PK/PD 参数的抗菌药物合理应用

药动学阐明不同部位药物浓度与时间的关系，药效学主要探讨药效和药物浓度的关系。药动学和药效学同步结合能较客观地描述时间—药物浓度—药物效应三者间的关系，在优化给药方案及预测药物疗效、不良反应和药物相互作用方面发挥重要作用，特别对抗菌药物、心血管药物、抗肿瘤药物、中枢神经系统药物及镇痛止痛药物等给药方案的确定和调整具有重要意义。

抗菌药物与其他药物的不同之处在于其靶点是致病菌，而不是机体组织细胞，所以药物、人体、致病菌是决定抗菌药物给药方案的三要素，药动学与药效学是决定三要素相互关系的重要依据，已成为优化抗菌药物治疗的主要参考。抗菌药物的疗效取决于药物在靶部位能否达到有效浓度并清除感染灶中的病原菌。一定剂量的抗菌药物在血液、体液和组织中达到杀灭细菌或抑制细菌生长的浓度，并维持一定的时间所涉及的一系列体内过程即为药动学过程；而在感染部位发挥治疗作用同样要求药物达到相应浓度和维持足够时间，即药效学的研究内容。抗菌药物药动学和药效学（PK/PD）研究已应用于指导抗菌新药临床试验中给药方案的确定、上市后优化、药物敏感试验折点的设定及再评价，以及指导临床抗菌治疗给药方案优化等方面。

第二章 临床药理学

第一节 临床药理学概述

一、临床药理学的发展史

临床药理学的概念最早由美国康奈尔大学的 Harry Gold 提出。早在 20 世纪 30 年代他就进行了卓有成效的临床药理学研究，他也因此于 1947 年被授予"美国科学院院士"称号。他首先提出医学界需要一个研究群体，这个群体的成员不仅要接受实验药理学的理论与实践训练，而且还应具备临床医学基础。1954 年，美国 John Hopkins 大学建立了第一个临床药理室，并开始讲授临床药理学课程。1971 年，美国正式成立了临床药理学会。在瑞典，临床药理学发展也较早，自 1956 年起，各医学院校即开设临床药理学课程。20 世纪 70 年代，瑞典斯德哥尔摩的卡罗林斯卡（Karolinska）医学院附属霍定（Huddings）医院建立了规模较大、设备先进的临床药理室，在科研、教学和新药研究等方面均具备较高水平，接收并培训了许多国家的学者。20 世纪 70 年代初期，英国拥有的 28 所医学院校中，有 17 所建立了临床药理室，并开设了临床药理学课程。其他欧洲国家（法国、意大利）以及日本、澳大利亚、新西兰等亦先后建立了临床药理机构并开设临床药理学课程。

我国的临床药理学研究始于 20 世纪 60 年代初期。20 世纪 80 年代以来，临床药理学得到迅速发展。目前，我国各医学院校已较普遍地建立临床药理组织机构，开设临床药理课程。临床药理基地的建立，汇集了药理学、临床医学、药学、生物统计学等邻近学科的专业人员共同参与临床药理学的研究，在我国新药研究与开发、药品评价、教学、医疗、技术咨询与服务以及开展学术交流中发挥着重要的作用。

临床药理学的迅速发展适应了药品管理以及当代医学和药学迅速发展的需要。

二、临床药理学的研究内容

临床药理学的研究内容是在人体中进行药效学与药动学两方面的研究。药效学包括药物疗效和安全性评价研究；药物不良反应也属于药效学研究的组成部分，目的是对上市后药品进行监测，保证人体用药的安全、有效。药动学主要研究药物在人体内的吸收、分布、代谢和排泄过程与用药的关系，目的是制订合理的给药方案。

（一）药物临床评价研究

药物临床评价主要研究药物对人体的有利作用（疗效）和不利作用（毒副反应），并比较不同药物的治疗效果。它包括新药的临床评价和上市后药品的临床再评价。

1. 新药的临床评价

新药的研究过程一般要经过三个阶段，即实验研究、临床前研究和临床研究三个阶段。第一、第二阶段的研究主要在体外和动物体内进行。然而，由于动物种属对药物反应的差异，动物机体的反应与临床效应并不一定符合，或者即使动物实验结果与临床效果基本一致，但在剂量与效应的关系、不良反应等方面，动物与人之间还会有很大的差距。所以，每一个新药都必须有步骤地进行临床试验，才能作出正确的评价。因此，新药临床研究是评价新药的一个重要环节。

药品的临床研究包括临床试验研究、临床药动学研究、人体生物利用度和生物等效性试验研究。新药和改变给药途径的药品的临床研究主要进行临床试验，已上市药品改革剂型和已有国家标准的药品注册的化学药品可进行生物等效性试验，研究者应根据我国《药品注册管理办法》规定进行临床试验或生物等效性试验。

（1）临床试验

药品临床试验分为Ⅰ、Ⅱ、Ⅲ及Ⅳ期。各期临床试验的目的与内容如下。

Ⅰ期临床试验：是初步的临床药理学及人体安全性评价试验。观察人体对新药的耐受程度和药物的体内过程，为制订给药方案提供依据。

Ⅱ期临床试验：治疗作用初步评价阶段。其目的是初步评价药物对目标适应证患者的治疗作用和安全性，也包括为Ⅲ期临床试验研究设计和给药剂量方案的确定提供依据。

Ⅲ期临床试验：治疗作用确证阶段。其目的是进一步验证药物对目标适应证患者的治疗作用和安全性，评价利益与风险关系，最终为药物注册申请获得批准提供充分的依据。

Ⅳ期临床试验：新药上市后由申请人自主进行的应用研究阶段。其目的是考察在大人群广泛使用条件下的药物疗效和不良反应，评价在普通或特殊人群中使用利益与风险关系、改进给药方案等。

（2）生物等效性试验

生物等效性试验是以受试药品对于参比药品的相对生物利用度为基础的研究，它反映了受试药品与参比药品吸收进入血液循环的程度和速度，经过规范性的统计学方法证明两种制剂生物等效，即受试药品在临床上与参比药品具有相似的疗效和安全性。

由于生物利用度研究是以血药浓度曲线下面积来计算的，并非直接观察药品的疗效和安全性，因此，该评价方法主要用于血药浓度与疗效、毒性相关的药品，用于局部治疗的药物或疗效与血药浓度无明显相关的药物都不适用。同时，参比药品必须是原研药或者是疗效确切、安全性好的已上市药品。由于生物等效性试验可节省人力、经费和时间，在临床试验评价中越来越被重视，对口服的剂型改革新制剂和仿制药更为常用。

临床试验和生物等效性试验都是在人体进行的，必须遵守《药品临床试验管理规范》规定。新药临床试验必须获得国家食品药品监督管理总局（CFDA）的药物临床研究批文，仿制药生物等效性试验必须在 CFDA 备案，并经有关部门检验合格的药品方可用于临床研究。药品临床研究实施前，应将已确定的临床研究方案和临床研究负责单位的主要研究者姓名、参加研究单位及其研究者名单、伦理委员会审核同意书、知情同意书样本等报送 CFDA 备案，并报送临床研究单位所在地省、自治区、直辖市药品监督管理局，并且受试者必须签署知情同意书后方可进行临床试验研究。

2. 上市后药品的临床再评价

上市后药品的临床再评价包括两部分，其一是Ⅳ期临床试验研究，目的是考察在广泛使用条件下的药物的疗效和不良反应，评价在普通或者特殊人群中使用的利益和风险关系，改进给药剂量等；其二是药品已上市多年，经广泛临床应用发现尚存在疗效的确切性或安全性的问题。

因此，也可以说已上市药品的再评价大多数是有针对性地进行的，评价的结果可供药政管理部门作为撤药、改进生产工艺或修改药品使用说明书的科学依据。CFDA 对于该项工作高度重视，2016 年启动了对基本药物目录中的仿制药一致性评价工作，今后将开展中药注射剂、其他仿制药以及一些疗效有争议的药品再评价工作。通过再评价，一些疗效不确切或不良反应多的药物将被淘汰。此外，药品再评价的结果也是遴选国家基本药物、非处方药的重要依据。

（二）临床药动学研究

临床药动学主要研究药物在人体内的吸收、分布、代谢和排泄等体内过程的动态规律，并运用数学图解或方程式来表达其规律。药物的治疗和毒性作用的强度常取决于药物对特殊受体结合的效应和作用部位的药物浓度，而后者与血药浓度相关，并取决于药物的体内过程和给药方案。因此，药动学的研究对指导新药设计，优选给药方案，改进药物剂型，提供高效、速效或长效、低毒副作用的药物或制订合理的给药方案等方面都有十分重要的意义。

1. 制订合理用药方案

（1）拟定新药给药方案

Ⅰ期临床试验时，在人体耐受性试验中获得药物最大的安全剂量后，进一步研究该药的体内动力学过程，要求通过在治疗量范围内设置 3 个剂量的单次用药获得的药动学参数，如峰浓度、达峰时间、消除速率常数、消除半衰期、清除率等参数，为Ⅱ期临床试验制订试用的给药方案。

（2）制订上市药品个体化给药方案

由于新药的给药方案是基于少部分人群的药动学数据，是将人群看成是均一的整体情况下制订的。药品在上市以后，不同的个体对药物的反应不同，需要针对每一个个体制订个性化给药方案，因此，必须阐明引起药物反应个体差异的因素（如生理病理因素、环境因素、遗传因素以及药物相互作用等），才能进一步制订更加精准的给药方案。由于人们对生命现象和生命过程认识的局限性，研究药物反应个体差异的原因也是一个不断深入的、永无止境的过程。

（3）治疗药物监测

在使用一些治疗范围较窄而药物体内过程个体差异较大的药物时，要达到使药物充分显效，又不产生不良反应的浓度，有时需要根据每个患者具体情况制订治疗方案。对于肝、肾功能不全的患者，调整用药方案更为必要，而进行治疗药物监测就能达到此目的。

2. 加深对药物相互作用及其原理的认识

药物相互作用是指并用或者先后用两种以上药物时，发生药效降低或毒性增加的作用。药物间的相互作用可分为三种：一是在体外两药以上配伍时，药物直接相互作用导致理化性质的改变，如沉淀、变色等，使药物疗效降低或毒性增加，常称为配伍禁忌；二是两药合用在体内产生药效学（包括疗效和毒性）的协同和对抗；三是在体内两药在药动学过程的相互干扰，使药物的吸收、分布、生物转化和排泄发生变化，使血药浓度过高或过低，从而引起疗效及毒性的变化。

3. 遗传药理学和药物基因组学研究

遗传药理学和药物基因组学是研究个体药物基因差异对药物反应的影响，由于基因突变，引起其下游的蛋白分子（酶、转运体、受体等）表达变化或者活性改变，导致功能变化，从而使药物在体内的疗效发生改变，可表现在药效学和药动学两方面。由于基因检测技术的快速发展，越来越多的药物基因组学研究成果运用到临床，指导个体化用药。

早期的研究成果主要反映在与药物体内过程相关的药物代谢酶和转运体的基因多态性，以及跟疗效和毒性相关的受体或靶标的基因多态性。通常，对于这些引起药物疗效改变的分子，称为生物标志物，临床上可以检测这些生物标志物来指导临床个体化用药。另外，表观遗传学（如基因修饰、核受体调控、小分子 RNA）、转录组学、代谢组学等的研究发现了很多其他因素也可以影响药物的疗效。

4. 促进新药的发展

新药的开发可来自药效学的筛选结果，也可以通过药动学和生物制剂研究发展新药和研制新剂型。

（1）发展新药

通过药动学的研究，可以了解药物在吸收、分布和消除过程，发现药物存在疗效低或产生不良反应的因素，从而选择出优良的新药。一方面，提高药物的生物利用度是发展新药的重要途径。另一方面，改变药物体内代谢环节，提高疗效或降低不良反应是发展新药的另一途径。

（2）研制新剂型

研制新的药品剂型，不仅外观上具有色、香、味等使人乐于服食的特点，而且更重要的是，可根据临床用药的需要而设计释药特点。例如，分散片、咀嚼片、混悬剂等速释制剂，可迅速地使药物释出，通过胃肠道吸收而发挥疗效，这些制剂通常可在服药后 20～30 分钟达峰浓度，起效快，退热止痛药的速释制剂就是例子。但对于治疗慢性病的药物，相反地，缓（控）释制剂更为合适，因为缓（控）释制剂可以减少用药次数，增加患者依从性，保证疗效，同时还可能降低因药物峰浓度过高而产生的不良反应。不同释药特点制剂的研制，都是以药动学参数稳态血药浓度和生物利用度为依据的。此外，生物利用度研究还可以作为衡量药品和制剂的质量标准，也是药品临床研究的一种途径。

（三）药品不良反应监测

药品不良反应是指合格药品在正常用法用量下出现的与用药目的无关或意外的有害反应。由于药物质量问题、超量、用药途径与方法不当引起的与用药目的无关或意外的有害反应，在广义上说亦属药品不良反应，但不属于药品不良反应监测的范畴。

三、临床药理学的任务与职能

临床药理学是一门新兴学科，它不仅与临床用药有密切关系，而且更重要的是，它对国家药品的生产和管理都起着支持和促进作用。临床药理学的任务与职能如下。

（一）药品临床评价

药品临床评价包括新药临床试验和上市后药品临床再评价，这是国家药政管理部门对加强药品管理的重要措施，是保证人体有效、安全用药的科学依据。而药品临床评价是临床药理学研究的重点。在临床评价过程中，要求遵照药品临床试验管理规范的规定，获得药品有效性与安全性的各项可靠性数据，并正确地应用合适的统计方法，取得结论，为药品监督管理部门提供新药的审批。

（二）药品不良反应监测

药品上市后，除了要继续观察其疗效外，由于新药上市前研究仍存在不足，对一些罕见的严重不良反应常未能发现，因此，要防止可能发生或潜在的药品不良反应，加强药品不良反应监测是非常必要的。

（三）指导临床合理用药

通过已上市药品用药规程、药物相互作用、遗传药理学等研究，我们对提高临床用药的合理性有了进一步的认识和了解。这些研究结果紧密联系临床，在指导用药方面有重大的现实意义。治疗药物监测是直接指导临床用药剂量个体化的措施，已被各大医院所广泛接受。临床药理学的发展，对提高医疗用药水平有重要的促进作用。

（四）临床药理教学与培训工作

临床药理学对新药开发、药品管理和提高临床用药质量等方面均有着重要的促进作用。由于该专业的发展迅速，因此，临床药理学人才的培养也是重要的任务。经过多年的建设，我国已逐步完善了临床药理学硕士研究生、博士研究生的培养体系，但各地区发展水平不平衡。临床药理学的研究发展非常迅速，新知识和新的技术手段不断涌现，但是这些新的研究成果如何应用到临床，特别是如何普及到基层医院和欠发达地区还需要做大量的工作。

（五）药政管理的咨询和临床服务

临床药理学的研究内容与药政管理和临床用药有着密切关系，因此，应积极发挥其专业特点，为国家医药事业作出贡献。

1. 通过药品临床试验研究，向政府药品监督管理部门及生产、研制和使用药品的单位提供各项咨询意见，包括新药审评、上市后药品再评价、基本药物的遴选和非处方药的选择等意见。

2. 通过药品不良反应监测、治疗药物监测和临床药理学会诊，协助临床医生解决有关专业的治疗用药问题，指导临床合理用药等。

3. 精准医学计划全球关注，药物基因组学作为精准医学计划的核心内容之一，发展非常迅速，新的生物标志物不断发现，这些成果的临床应用还需要做大量的普及工作。我们需要不断地更新知识以及不断地推广普及，使临床用药更加合理。

第二节　药物的相互作用

药物相互作用是指某一种药物的作用由于其他药物或化学物质的存在而受到干扰，使该药的疗效发生变化或产生药物不良反应。这里所指的化学物质有可能是烟、酒或其他被人们滥用的毒品，也可能是食物中所含有的某种成分（如酪胺）或一些残存的有害物质（如杀虫剂）。当前药物的种类日益增多，新药品种不断出现，患者同时合用多种药物的现象很普遍，由药物相互作用所带来的问题特别是药物不良反应愈来愈引起人们的关注。临床上，药物相互作用的结果对患者的影响有三种情况：临床可期望的药物相互作用、不良的药物相互作用和不重要的药物相互作用。虽然临床上多药联用的情况非常普遍，但药物相互作用常常只有在对患者造成有害影响时才会引起充分注意。所以狭义的药物相互作用通常是指两种或两种以上药物在患者体内共同存在时产生的不良影响，可以是药效降低或失效，也可以是毒性增加，这种不良影响是与单用一种药物时有所不同的。

在不良的药物相互作用当中，要特别注意一些严重不良反应，如心搏骤停或心律失常、高血压危象、低血压休克、呼吸中枢抑制或呼吸肌麻痹、惊厥、出血、低血糖昏迷，以及肝、肾、骨髓等损害。

药物相互作用按发生机制可分类如下：①药剂学相互作用。是指合用的药物发生直接的物理或化学反应，导致药物作用改变，即一般所称化学或物理配伍禁忌，多发生于液体制剂，常表现为药物在体外容器中出现沉淀，或药物被氧化、分解等。②药动学相互作用。药物在吸收、分布、代谢和排泄过程的任一环节受到影响，最终使其在作用部位的浓度增加或减少从而引起药效相应改变。③药效学相互作用。药物作用于同一受体或不同受体上，产生相加、增强或拮抗效应。需要指出的是，有时药物相互作用的产生可以是几种机制并存的。

一个典型的药物相互作用对由两个药物组成，药效发生变化的药物称为目标药，引起这种变化的药物称为相互作用药。一个药物可以在某一相互作用对中是目标药（如苯妥英钠—西咪替丁），而在另一相互作用对中是相互作用药（如多西环素—苯妥英钠）。有时两个药物互相影响对方的药效（如氯霉素—苯巴比妥），因而互为目标药和相互作用药。在少数情况下，甚至无法简单地将联用的药物进行这种区分。

一、药动学方面的相互作用

药动学方面的相互作用主要是由于药物吸收、分布、代谢或排泄的变化，由此影响了药物在其作用靶位的浓度和持续时间，结果仅是效应的强度（加强或减弱）及持续时间改变，而药理效应的类型不改变。通常根据各种药物作用的知识，或通过患者的临床体征、血清药物浓度的监测对药动学的相互作用加以预测。

（一）影响药物在胃肠道吸收的相互作用

许多药物通过口服给药，在胃肠道吸收。这一过程受多种因素的影响，包括药物的 pKa 和脂溶性大小、剂型、消化道 pH 值、菌群和血流量等。药物在吸收部位的相互作用，其结果是多数情况下妨碍了药物吸收，但也有促进药物吸收的少数例子。需要注意区分的是，对吸收的影响可以表现为吸收速率的改变，也可以是吸收程度的变化。如果仅仅是吸收速率的改变将只引起浓度—时间曲线形状的变化，而不影响平均稳态浓度的大小。但是在单次给药治疗的情况下和药物起效存在确定的阈浓度时，吸收速率的改变将会对临床疗效产生影响。例如，对一个消除速率很快的药物（如镇痛药），吸收的延迟很可能导致体内药量不能累积至阈浓度以上而使治疗失败。

1. 胃肠道 pH 值的影响

胃肠道的 pH 值可通过影响药物的溶解度和解离度进而影响它们的吸收。大多数溶解在体液中的药物都是以解离型和非解离型混合存在的。非解离型药物脂溶性较高，容易通过细胞膜，而解离型药物脂溶性较低，难以通过细胞膜。因此，改变胃肠道 pH 值的药物，能影响目标药的解离度，进而影响其吸收。如抗酸药使弱酸类药物（如水杨酸类、呋喃妥因、磺胺类、巴比妥等）的解离度增大，可妨碍其吸收。由于抗酸药升高胃肠道 pH 值的作用多数比较短暂，因此服用抗酸药后可间隔 2～3 小时服用其他药物，将这种影响减小至最低程度。

2. 胃肠运动的影响

影响胃排空或肠蠕动的药物能影响其他口服药的吸收。大多数药物主要在小肠以被动扩散方式吸收。胃排空速度的变化通常仅影响药物吸收的速率，而不影响吸收程度。如果要求口服药物能快速起效（如口服镇痛药时），则胃排空速度的影响会比较重要。许多药物可减慢胃排空，如抗酸药、抗胆碱药和镇静催眠药等，从而导致目标药起效延迟。而甲氧氯普胺、西沙必利或泻药，通过增加胃肠道运动而加速其他药物通过胃肠道，由此引起吸收减少，特别是对那些需要与吸收表面长期接触的药物以及仅在胃肠道特殊部位被吸收的药物影响更大，也可减少控释制剂和肠溶制剂的吸收。

对乙酰氨基酚常被用来进行药物吸收研究。因为它是一个弱酸药，在胃液和肠液中均大部分以非解离型存在，其在人体的吸收速率直接与胃排空速率成正比。丙胺太林、阿片类均抑制胃排空，可减慢对乙酰氨基酚的吸收速率，但不影响吸收程度。胃肠道促动力药甲氧氯普胺，可加快对乙酰氨基酚的吸收速率，这一有利作用已在临床上用于偏头痛的治疗。

加快肠运动的药物，会使溶解度低和本来难以吸收的目标药（如肠溶衣片、灰黄霉素）来不及从肠道充分吸收即随粪便排出。抑制肠运动的药物则作用相反。例如，地高辛缓释制剂在肠道内溶解度较低，与抑制肠蠕动的丙胺太林合用，地高辛血液浓度可提高 30% 左右；如与促进肠蠕动的甲氧氯普胺等合用，可减少其吸收；如口服地高辛溶液，则丙胺太林对其吸收影响不大。

3. 络合和吸附的影响

四环素类药物在胃肠道内能与金属离子（如 Ca^{2+}、Fe^{2+}、Mg^{2+}、Al^{3+}、Fe^{3+}）形成难吸收的络合物。因此，某些食物（如牛奶）或药物（如抗酸药，含镁、铝和钙盐的制品，铁制剂）能显著减少四环素类药物的吸收，多西环素和米诺环素较少受牛奶和其他食物影响，但是含铝的抗酸药同样会减少这类四环素类药物的吸收。

抗酸药能显著减少氟喹诺酮类药物（如环丙沙星）的吸收，可能是金属离子与该药形成复合物的结果。这类相互作用可通过间隔 2 小时以上先后给药的措施加以避免，而不必换药或增加目标药的剂量。

双膦酸盐类如依替膦酸钠、氯膦酸二钠及阿仑膦酸钠在治疗骨质疏松症时常与钙剂一同服食。有研究显示，当这两种药物同时服用时，两者的生物利用度均显著降低，可导致治疗失败。这种影响可通过在两药间留下足够长的治疗间隔时间而加以避免，比如可在 12 周的疗程中先服用 2 周的依替膦酸钠，再服用 10 周钙剂。

阴离子交换树脂如考来烯胺、考来替泊除了能与胆酸结合，阻止胆酸再吸收作用外，还能与胃肠道中其他药物特别是酸性药物（如普萘洛尔、地高辛、华法林、环孢素和甲状腺素）结合，引起吸收减少。因此，服用考来烯胺或考来替泊时，和另一其他药物之间的间隔时间应尽可能延长（最好是不低于 4 小时）。

某些止泻药（如白陶土）可以吸附其他药物，引起吸收减少，这类相互作用尚未被很好地研究过，应当尽可能延长服用这些制剂和其他药物之间的时间间隔。

4. 食物的影响

食物可延迟或减少许多药物的吸收。食物通常减慢胃排空，但也可通过与药物的结合，通过减慢药物进入吸收部位或改变药物的溶解速率，改变胃肠道 pH 值而影响药物的吸收。

胃肠中的食物会减少许多抗生素的吸收。除个别药物（如青霉素 V、阿莫西林、多西环素、米诺环素）外，获得适宜的吸收作用，一般认为青霉素、四环素衍生物及其他抗生素（如某些红霉素制剂）宜在饭前至少 1 小时或饭后至少 2 小时服用。食物也可减少其他许多药物如阿仑膦酸盐、阿司咪唑、卡托普利、去羟肌苷和青霉胺的吸收，这些药物宜在两餐之间应用。橘子汁、咖啡和矿泉水可以显著地减少阿仑膦酸盐的吸收，并降低其效应，该药必须在服药当天第一次进食、喝饮料或服用其他药物之前至少半小时用白开水吞服。

食物可显著改变茶碱控释制剂的活性，但不影响快速释放的茶碱制剂的活性。在高脂肪餐前不足 1 小时服用茶碱控释制剂，茶碱的吸收和血清峰浓度均比空腹时服用有显著增加。

5. 对消化道的毒性作用

细胞毒类抗肿瘤药物如甲氨蝶呤、卡莫司汀、长春碱等能破坏肠壁黏膜，从而妨碍其他药物的吸收。接受这些化疗药物的患者，其合用的苯妥英钠或维拉帕米的吸收可减少 20%~35%，并导致这两种药的疗效下降。

6. 肠道菌群的改变

消化道的菌群主要位于大肠内，胃和小肠内数量极少，因此主要在小肠内吸收的药物较少受到肠道菌群的影响。口服地高辛后，部分药物可在肠道菌群的作用下转化为无强心作用的双氢地高辛和双氢地高辛苷元。能抑制这些肠道菌群的药物，如红霉素、四环素类和其他广谱抗生素可抑制肠道内地高辛的转化，引起血浆浓度升高而中毒。抗菌药物也能抑制肠道菌群，水解那些随胆汁分泌进入肠道的药物结合物，从而减少活性原药的重吸收，即抑制了这些药物的肝肠循环。例如，抗生素可抑制口服避孕药中炔雌醇的肝肠循环，导致循环血中雌激素水平下降，但尚不能确定这是否与少数妇女避孕失败有关。口服广谱抗生素抑制肠道菌群后，还使维生素 K 合成减少，可加强香豆素类抗凝药的作用，应适当减少抗凝药的剂量。

（二）影响药物分布的相互作用

药物一旦被吸收，将分布到其作用部位引起效应。在这一过程中，与其他药物发生相互作用的主要机制是药物从蛋白结合位点上被置换下来,使游离型药物的浓度增加。此外,一种药物也可通过影响另一药物在组织中的分布量,从而影响它的消除。

1. 竞争蛋白结合部位

药物经吸收进入血液循环后,大部分药物或其代谢产物均不同程度地与血浆蛋白发生可逆性结合。一般而言,酸性药物主要与血浆白蛋白结合,碱性药物如三环类抗抑郁药、利多卡因、丙吡胺等除与血浆白蛋白结合外,还与 α_1 酸性糖蛋白结合。当同时应用两种或多种药物时,有可能在蛋白结合部位发生竞争,结合力强的药物将结合力弱的药物置换为游离型,使其药理活性相应增强,以致在剂量不变的情况下,使药物的作用或毒性增强。

通过体外试验很容易证明,许多药物间均存在这种蛋白结合的置换现象。因此,过去一度认为它是临床上许多药物相互作用的一个重要机制。但更深入的研究得出结论:大多数蛋白结合置换性相互作用并不产生任何有临床意义的后果。因为置换作用使游离型药物增多,可被肾小球滤过和代谢的药物也增多。这些置换下来的药物很快离开血浆,血中游离型药物的浓度一般只经历短暂的升高,便又恢复原有的平衡,所以通常并不致引起药理效应的改变。

保泰松与华法林的相互作用研究是对蛋白结合置换现象的临床意义进行重新认识的典型例子。早在 1959 年以前,专家、学者就已认识到保泰松可以增强华法林的抗凝作用。随后在体外研究中证实,保泰松可以将华法林从其血浆蛋白结合部位置换出来,据此认为任何非甾体抗炎药均能以这种方式增强华法林的抗凝作用。专家、学者通过现在的研究认识到,这种相互作用是保泰松立体选择性地抑制华法林的代谢的结果。临床上应用的华法林是 R 和 S 两种对映体的外消旋混合物,其中 S- 华法林的抗凝作用比 R- 华法林强 5 倍。保泰松可以抑制强效的 S- 华法林的代谢,而诱导低活性的 R- 华法林的代谢。这样,R- 华法林清除率升高,而活性体即 S- 华法林清除率下降,但消旋体半衰期不变。因此,保泰松与华法林合用时,有必要监测华法林对映体的浓度以确定用药方案。现已清楚,大多数非甾体抗炎药并不与华法林或其他抗凝药发生相互作用,即使它们均有很高的血浆蛋白结合率。

药物在蛋白结合部位的置换反应能否产生明显的临床后果,取决于目标药的药理学特性,那些分布容积小、半衰期长和治疗窗窄的药物被置换下来后,往往药物作用显著增强而容易导致不良的临床后果。

2. 改变组织分布量

(1)组织结合位点上的竞争置换

与药物在血浆蛋白上的置换一样,类似的反应也可发生于组织结合位点上,而且置换下来的游离型药物可返回到血液中,使血药浓度升高。由于组织结合位点的容量一般都很大,这种游离型药物浓度的升高通常是短暂的,但有时也能产生有临床意义的药效变化。例如，奎尼丁能将地高辛从其骨骼肌的结合位点上置换下来，增高血液中地高辛的浓度（奎尼丁也能影响地高辛的肾脏排泄），引起毒性反应。

（2）改变组织血流量

某些作用于心血管系统的药物可通过改变组织血流量而影响与其合用的药物的组织分布。例如，去甲肾上腺素能减少肝血流量，使利多卡因在主要代谢部位——肝脏的分布量减少，可明显减慢该药的代谢，使血药浓度增高。而异丙肾上腺素能增加肝血流量，可降低利多卡因血药浓度。

（三）影响药物代谢的相互作用

影响药物代谢的相互作用的发生率约占药动学相互作用的 40%，是临床意义最为重要的一类相互作用。这类相互作用主要涉及细胞色素 P450 酶的诱导与抑制。细胞色素 P450 酶是传递电子和催化许多药物氧化作用的微粒体异构酶的大家族，电子由还原型辅酶 II（NADPH）- 细胞色素 P450 还原酶供给，是由一种黄素蛋白把电子从 NADPH 传递给细胞色素 P450 酶。细胞色素 P450 单加氧酶系可分为 14 个享有同源系列的哺乳动物基因族和 17 个亚族，它们的基本符号用 CYP 表示，接着以阿拉伯数字表示族，根据氨基酸序列的相似程度，每一族分为若干亚族，用大写英文字母标识，每个亚族中的单个酶根据鉴定的先后顺序用阿拉伯数字编序，如 CYP1A1、CYP1A2。一个肝细胞中可含多种 CYP，一种 CYP 可催化多种药物代谢，而一种药物大多只通过一种酶（或以一种酶为主）进行代谢。在哺乳动物代谢中最重要的酶有 1A、2B、2C、2D 和 3A 亚族，在人类代谢中重要的酶是 CYP1A2、CYP2C9、CYP2C19、CYP2D6 和 CYP3A4。其中又以 CYP3A4 含量最多（占肝脏 CYP 总量的 25%，肠道含量也很丰富），底物特异性最广泛（约 50% 的药物经其催化代谢），而在药物代谢中有相当的重要性。CYP 的活性受遗传和许多其他因素的调节，如年龄、性别、种族、饮食、烟酒嗜好和病理状态等。这可以解释为什么涉及药物代谢的相互作用时存在明显的个体差异。

1. 酶的诱导

除 CYP2D6 以外，所有的 CYP 均可被诱导。CYP 的诱导表现为 DNA 转录和酶蛋白合成的增加，这一过程一般需要数天或数周，取决于诱导剂的剂量、消除半衰期和相应酶的动力学特性。诱导剂的剂量越大，消除半衰期越短（达到稳态浓度快），被诱导的酶的合成与降解周期越短，则诱导作用出现越快。

加入酶诱导剂可使该酶的底物浓度降低，代谢产物浓度升高。酶诱导的结果一般是目标药的药效减弱，但如果药物的效应是由其活性代谢产物引起，则也可见药效增强。在多数情况下，酶的诱导没有明显的临床意义，但对于一些治疗窗窄的药物来说，可严重影响其治疗效果，甚至导致不良反应的发生。例如，苯巴比妥可诱导 CYP2C9，使该酶的底物 S- 华法林的代谢速率加快，导致华法林抗凝作用减弱，需增加华法林的剂量以补偿这种效应。此时，如果患者停用苯巴比妥，CYP2C9 的活性会迅速恢复到诱导前的"低"水平，结果可使血浆中华法林浓度显著上升，华法林剂量必须相应降低，否则，可引起致命性大出血。应用苯二氮䓬类镇静药就可避免上述相互作用的发生。又比如，利福平可诱导口服避孕药中有效成分的代谢，导致许多患者避孕失败。

如果药物的代谢产物能引起不良反应，则不能通过增加剂量来补偿因代谢被诱导而造成的药物疗效降低，因为此时剂量的增加，也使不良反应发生率大大增加。例如，抗麻风药氨苯砜受 CYP3A4、CYP2C9 和 CYP2E1 的催化可形成羟胺类活性代谢产物，该产物可被红细胞摄取，将血红蛋白氧化成高铁血红蛋白。临床上氨苯砜常与另一抗麻风药利福平合用，后者是 CYP 的广谱诱导剂，可使氨苯砜的羟胺类活性代谢产物生成量增加四倍，若再增加氨苯砜剂量，将明显增加高铁血红蛋白血症的发生率。利福平与异烟肼合用治疗结核病时，因利福平诱导异烟肼代谢生成较多的肼类中间产物，可使患者药物性肝炎的发生率由单用异烟肼时的 1% 上升到 7%。

2. *酶的抑制*

临床上因 CYP 的抑制而引起的药物相互作用远较因 CYP 诱导所引起的常见，但机制相对简单。CYP 的抑制主要发生在酶蛋白水平上，由抑制剂占据相应酶的一定部位，从而使酶代谢其他底物的活性减弱，可不伴有酶蛋白含量的减少。CYP 的抑制有时也由一些基因调控、转录及酶蛋白合成等水平的机制所致。酶的抑制过程通常要比酶的诱导过程快得多，只要肝脏中的抑制剂达到足够的浓度即可发生。

西咪替丁可通过抑制多种 CYP 的活性而影响许多药物在体内的代谢，导致这些药物血浓度上升；目前有多种药物的肝清除率在与西咪替丁合用后出现不同程度的下降，如卡马西平、苯妥英钠、茶碱、华法林及地西泮。雷尼替丁对肝脏氧化性酶的亲和力比西咪替丁小得多，因此，雷尼替丁不大可能发生上述临床上的相互作用。法莫替丁和尼扎替丁不抑制氧化代谢途径，因而不与经由此途径代谢的药物发生相互作用。临床上当药物与西咪替丁合用时，应注意调整剂量，必要时可用雷尼替丁代替西咪替丁。

阿司咪唑或西沙必利大部分被肝脏 CYP3A4 代谢，该酶若被一些药物如某些抗抑郁药（如奈法唑酮）、克拉霉素、红霉素、伊曲康唑、酮康唑和醋竹桃霉素所抑制，即可使这些药物的血清浓度升高，导致 QT 间期延长和尖端扭转性心律失常，威胁患者生命。因此，阿司咪唑或西沙必利禁与上述提到的药物合用。

利托那韦为某些肝脏 CYP 的强抑制药，可以显著增加经这些酶代谢的药物（如抗心律失常药、阿司咪唑、大多数苯二氮䓬类、西沙必利）的血清浓度。这些药物禁与利托那韦同时应用。利托那韦也能与许多其他药物发生相互作用，合并应用时必须密切监护，根据需要调整剂量。

红霉素抑制卡马西平和茶碱的肝脏代谢，从而增加这些药物的效应。氟喹诺酮类药物环丙沙星、依诺沙星可显著增加茶碱的活性，可能也是通过相同的机制。

别嘌呤醇抑制黄嘌呤氧化酶，减少尿酸生成。黄嘌呤氧化酶涉及巯嘌呤和硫唑嘌呤的代谢。当该酶受抑制时，能显著增强这些药物的效应。因此并用别嘌呤醇时，巯嘌呤和硫唑嘌呤的剂量应当减少到常用量的 1/4 ~ 1/3。

西柚汁是研究较多的食物—药物相互作用的例子。它仅对肠道 CYP3A4 有抑制作用，而对肝脏 CYP3A4 无影响。在肠壁被大量代谢的药物与西柚汁同服，其生物利用度可明显增加。如沙奎那韦与西柚汁合用时，AUC 可增大 50% ~ 200%。类似的药物还包括 β 受体阻断剂、钙通道阻滞剂、苯二氮䓬类和羟甲基戊二酰辅酶 A（HMG–CoA）还原酶抑制剂等。西柚汁对 P– 糖蛋白（P-gp）介导的肠细胞转运过程也有抑制作用。例如，环孢素与西柚汁合用时，其生物利用度大大增加，此现象被认为主要由 P-gp 的抑制引起。由于西柚汁是一种天然产品，患者的饮用量、频度，给药的时间间隔及不同品牌的成分含量等因素都不尽相同，使它与药物相互作用的程度在不同患者中存在较大的差异。

二、药效学方面的相互作用

药效学相互作用主要指作用在同一受体或生理系统上的药物间产生的相加、协同或拮抗作用。这类相互作用对药物的血浆浓度和药动学无明显影响。

（一）相加作用

指两种药物合用时作用于同一部位或同一受体，使药效增强，其特点为合用药物对受体作用的内在活性相等，因而发生相加作用。临床用药时，各药如不减半剂量，由于相加作用，可发生中毒现象。例如，氨基糖苷类抗生素中链霉素、卡那霉素、庆大霉素、新霉素等与肌肉松弛药（简称肌松药）中筒箭毒碱、加拉碘铵等非去极化型药物合用，肌肉松弛作用加强，重者可发生呼吸麻痹。又如抗胆碱药与具有多巴胺受体拮抗作用的药物合用，如阿托品与氯丙嗪合用，可导致胆碱能神经功能低下。肾上腺嗜铬细胞瘤患者合用 α 受体与 β 受体两种阻滞剂的效果，明显优于单用其中一种受体阻滞剂，因为所释放的肾上腺素既兴奋 α 受体又兴奋 β 受体。

（二）协同作用

指两药合用时分别作用于不同的部位或受体，而产生协同的效应，使两者合用时的效应大于单用时效应的总和。例如，镇静催眠药与抗精神病药合用，中枢抑制作用可相互加强；单胺氧化酶抑制剂（MAO）与氯丙嗪合用，不仅增强安定作用，也增强降压作用；氨基糖苷类抗生素与肌松药合用，可延长麻醉持续时间。

（三）拮抗作用

指两种或两种以上的药物合用引起药效降低的现象。产生拮抗的机制,除上述药动学的机制外，还有药效学的机制，主要通过药物与受体的作用而使药效降低，主要有如下两种形式。

1. 竞争性拮抗

同一受体的拮抗剂与激动剂合用将产生竞争性拮抗作用。如组胺竞争抗组胺药作用于 H 受体；阿托品拮抗乙酰胆碱作用于 M 受体；β 受体阻滞剂阻断 β 受体激动的作用。又如甲苯磺丁脲降血糖作用，主要机制为促进 β 细胞释放胰岛素，此种作用可被结构相似的噻嗪类利尿药所拮抗，因后者可抑制 β 细胞释放胰岛素。

2. 非竞争性拮抗

两种药物与受体的不同部位相结合，因此，任一种药物的存在，不排除与另一药物的结合。但当拮抗药物存在时，作用药就失去作用。此种拮抗作用不被作用药物的剂量加大所逆转。

（四）改变作用点的环境

由于合用药物干扰体内水、电解质、酸碱平衡时，可间接影响另一些药物的作用。如依他尼酸、呋塞米等常可引起低血钾，当与强心苷类药物合用治疗心源性水肿时，因缺钾，可增加心脏对强心苷的敏感性，易致强心苷类药物中毒；噻嗪类利尿药引起的低血钾，也能增强肌松药的作用，严重者可致呼吸停止。

第三节　药物监测与安全警戒

治疗药物监测（TDM）是 20 世纪 60 年代在临床医学领域发展起来的一门边缘学科。它以临床药理学、生物药剂学与药动学、药物治疗学等理论为基础，运用现代分析手段测定血液或其他体液中的药物浓度，根据患者个体特点制订初始给药剂量和（或）调整给药方案，以达到提高疗效、避免或减少毒性、发挥最佳治疗效果的目的，是临床药学工作的重要内容之一。

一、治疗药物监测前期工作

临床对患者作出疾病诊断后，医生和药师共同分析病情资料、用药史、药物动力学特征和有效血药浓度范围，提出初步药物治疗方案（包括给药途径、剂型、剂量、给药间隔时间等），并在实施方案过程中，测定药效定量指标或测定体液药物浓度，计算个体药物动力学参数，修正给药方案，必要时再测定体液药物浓度，使之维持在有效浓度范围。

（一）掌握与测定有关的药物特性

如果已经确定测定某种药物的体液浓度是可行和有益的，为了达到这个目的，首先要了解和掌握所检测体液中药物浓度的有关知识，包括如何从体液样本中分离出来。

1. 药物的理化特性

在选择溶剂及测定方法之前，须先了解被测定药物的有关理化特性。

（1）脂溶性。判断化合物能否被有机溶媒抽提出来，何种溶媒抽提率最高。

（2）酸及碱的 pKa 值。由于非解离型药物才能转溶到溶媒中，因此，在抽提前需要调整样本最适宜的 pH 值。

（3）挥发性。判断能否应用气相色谱法，如无挥发性，是否有可能制成挥发性适当的衍生物形式。

（4）紫外吸收、荧光及电化学特性。了解这方面资料，有助于选择适合监测物定量的最佳检测技术。

（5）化学稳定性。储存条件下及提取测定过程中的化学稳定性。

2. 人体的药动学特性

这类资料对于确定所测药物的浓度范围尤为重要，血药浓度范围在不同药物间幅度差异很大，相差几倍乃至数十倍，甚至相差几个数量级。同时，由于体液采取量受到限制，通常剂量给予的药物，在复杂的体液中仅以微量混合存在，从含有内源性和外源性干扰物质的样品组分中分辨和准确定量药物更有困难。因此，只有应用选择性、特异性高的方法才能达到高的灵敏度。

3. 药物体内代谢及代谢物的药理活性

关于药物体内代谢资料，无论从分析测定还是临床治疗的观点都是十分重要的，必须了解药物代谢的类型、代谢物的理化性质及药理特性。如果代谢物有药理活性，则其血药浓度应分别测定；无药理活性的代谢物，必须分离后测定。

关于药物的理化、药动学及代谢的特性与用于血药浓度测定的主要分析技术的特性，有相互联系。

（二）临床资料采集

1. 一般情况。姓名、性别、年龄、身高、体重、住院（或门诊）号、住址等。

2. 临床诊断。主要症状、并发症等。

3. 实验室检查。肝肾功能：血清肌酐、血尿素氮、胆红素酶等；蛋白质：白蛋白、球蛋白、α- 酸性糖蛋白；电解质：Na^+、K^+、Ca^{2+}、Cl^-、HCO_3^- 等。

4. 用药史。过去史及现在史、药物反应史等。

5. 监测药物的给药方案。包括给药途径、剂型、剂量、给药间隔、给药持续时间（是否达稳态浓度）。

6. 取样时间从最后一次给药时间算起。

（三）合并应用的药物分析

1. 影响药动学参数的药物。

2. 影响药效的药物。

3.影响实验室检查值的药物。

4.影响测定方法的药物。

（四）药动学资料

1.健康人体内药动学特征及有关参数。

2.疾病状态下药动学参数：如肝、肾、心、肺、胃肠及甲状腺疾病时，休克、烧伤、肥胖、水肿、消瘦、发热、血透时。

3.生理变化时的药动学参数：如年龄（乳儿、幼儿、成人、老人），性别，妊娠，遗传，种族，营养状况（良好、中等、不良），环境，嗜好（嗜烟、酒、茶、咖啡等）。

（五）药剂学资料

剂型处方组成、溶出速率、生物利用度。

（六）测定方法学资料

1.测定方法的特异性。

2.测定方法的灵敏度。

3.测定方法的重现性。

4.干扰测定的因素包括合并用药、机体内源性物质、药物代谢物、抗凝剂、抗氧剂、试样稳定性、储存条件等。

二、治疗药物监测施行程序

（一）取样

由于临床治疗及患者病情的影响，采集生物样品（如血样）有一定困难，在取样时应注意下面几个问题。

1.取样目的一定要明确，每一份样品测定结果要尽可能说明问题，提供更多的信息，为进一步药物治疗提供依据。

2.患者病情许可。

3.需要医、药、护相互协助，才能使监测工作做好。

（二）取样点选择

血药浓度监测的一个重要问题是采血点的设计。良好的设计所得到的数据可以充分反映客观实际。因此，对患者抽血次数与设计至关重要。

1. **最高血药浓度取血点**

由于最高血药浓度及达到最高血药浓度的时间可信性差（受吸收相、分布相、峰时、峰值差异影响较大），一般很少选用。

（1）静注、静滴完后，立即取血。

（2）等间隔给药可在任何一次给药后取血（口服、肌注需在峰时）。

（3）不等间隔给药可选择给药间隔最短的一次给药后取血（口服、肌注应在峰时）。

（4）不等剂量、不等间隔、不同途径多剂量给药，可计算 24 小时各剂量累积，选择最高浓度时间采血。

2. 最低血药浓度取血点

这是经常选用的，因为经过时间与给药间隔相当，可信性好。

（1）等间隔给药可选下一次给药前立即取血样。

（2）不等间隔给药可选择给药间隔最长的一次给药后，于下一次给药前立即取血样。

3. 临床需要时取血点

为了确证血药浓度与临床出现的症状关系，常在疾病变化时立即取血测其浓度，如哮喘加剧、心律失常、中枢神经系统反应等。

三、药物警戒

（一）概述

ADR 监测在提高合理用药水平及保障公众健康和社会稳定方面发挥了重要作用，但随着 ADR 监测工作的开展，人们发现有很多药品安全问题是 ADR 监测不能解决的。因为 ADR 监测有局限性。

1974 年，药物警戒（PV）一词在法国诞生。目前，与药物安全性相关的所有环节与因素，均已纳入药物警戒的范围。药物警戒是全球范围内各个国家医疗行业 ADR 监测的未来发展趋势。

药物警戒不仅涉及药物的不良反应，还涉及药物治疗错误、药物的滥用与错用、药物和食品的不良相互作用等与药物相关的其他问题。药物警戒是一个全方位监测用药相关问题的体系。根据世界卫生组织（WHO）的指南文件，药物警戒涉及的监管范围已经扩展到传统药物和辅助药物、血液制品、生物制品、医疗器械及疫苗等。

药物警戒从用药者安全出发，发现、评估、预防药物不良反应。要求有疑点就上报，不论药品的质量、用法、用量是否正常，更多地重视以综合分析方法探究因果关系，容易被广大报告者接受。

药物警戒对我国药品监管法律法规体制的完善具有重要意义，这仅靠进行 ADR 监测工作是不能达到的。药物警戒工作做得好，既可以节约资源，又能挽救生命，深入开展药物警戒工作是大势所趋。

（二）药物警戒与 ADR 监测

ADR 监测和药物警戒的最终目标是一致的，就是提高临床安全、有效和合理用药水平，保障公众用药安全；但在监测对象及范围、关注的时间范围、运用的方法手段等方面是有差别的。

第四节　生物药剂学

生物药剂学（Biopharmacy 或 Biopharmaceutics）是 20 世纪 60 年代发展起来的一门药学新分支，它是研究药物及其剂型在体内的吸收、分布、代谢与排泄过程，阐明药物的剂型因素和人体生物因素与药效的关系的一门科学。它的研究目的主要是正确评价药剂质量，设计合理的剂型及制剂工艺以及为临床合理用药提供科学依据，保证用药的有效性与安全性。生物药剂学作为一门体内的药剂学，它与医药学中其他一些学科，如药理学、生物化学有密切的联系，在内容上互相渗透、互相补充，共同研究药物及其他生理有效物质与机体的关系。但与药理学、生物化学在研究重点上是有原则性区别的，它既不像药理学那样主要研究药物对机体某些部位的作用方法与机制，也不像生物化学那样把药物如何参与机体复杂的生化过程作为中心内容。生物药剂学主要是研究药理上已证明有效的药物，当制成某种剂型时，以某种途径给药后是否很好地吸收，从而及时分布到体内所需作用的组织及器官（或称靶器官、靶组织），在这个作用部位上只要有一定的浓度以及在一定时间内维持该浓度，就能有效地发挥药理作用。随着医药科学技术的发展及药剂生产的工业化，剂型因素与生物因素对药效产生的影响逐渐为人们所承认，从而改变了长期以来认为只有药物化学结构决定药效的看法，认识到药物在一定剂型中所产生的效应不仅与药物本身的化学结构有关，而且受到剂型因素与生物因素的影响，有的甚至有很大的影响。例如，曾有报道泼尼松片剂的不同厂家产品，虽然崩解时限均未超过 6 分钟，但片剂中药物溶解出来一般所需时间为 3~6 分钟的为有效，而 50~150 分钟的则为无效。又如某苯妥英钠胶囊剂，由于赋形剂从原来的硫酸钙改为乳糖，结果苯妥英钠的吸收增加而造成中毒事故。这些都是剂型因素影响药效的实例。剂型因素不仅是指注射剂、片剂、软膏剂等狭义的剂型概念，而且有广义的概念，包括与剂型有关的药物的各种理化因素，如所加的辅料或附加剂等的性质及用量、制剂的工艺过程、操作条件及储存条件等；药物的物理性质如粒径、晶型、溶解速度等，药物的某些化学性质如化学稳定性、药物的配伍及相互作用等。人体的生物因素主要包括种族、体重、性别、年龄、遗传及生理病理条件等。通过对制剂的生物药学研究，可以改进药物制剂的处方、生产工艺、给药方式等，从而使药物制剂不仅具备良好的体外质量，而且还可使药物制剂严格达到安全、有效的目的。

一、生物药剂学的实验设计

生物药剂学主要是测定血药浓度、尿药浓度、某些组织器官的药物浓度及体内的微量代谢产物的浓度。由于体内各部分或排泄物中的药物浓度均很低，一般在 $10 \sim 100 \, \mu g/mL$ 的数量级范围，所以应选用灵敏度高、精确度高、专属性好、尽可能方便快速的实验方法。已报道的方法大致有：普通分光度法、荧光光度法、火焰分光度法、薄层层析法、柱层析法、气相层析法、质谱法、磁共振法、放射性同位素标记法等。放射性同位素标记化合物的运用范围比较广，测定也方便，但必须进行严格的实验设计，以克服专属性差的缺点。同时放射性同位素标记试验一般不宜用于人体，所以单靠这种测定不能得出药物在人体中的结果。为此，目前发展了两种方法，一种是放射免疫法，该法在体外进行，不影响人体健康且灵敏度相当高。另一种是稳定性同位素标记化合物的方法，稳定性同位素如 ^{13}C、^3H 等没有放射性，是人体本来就存在的正常成分（人体内存有 $2\,000 \, mg$ 以上的 ^{13}C，而试验中所用的 ^{13}C 的量只需 $60 \sim 120 \, mg$），所以无毒。做过稳定性同位素标记的药物用于人体后应该用质谱仪来追踪。已报道的生物药剂学的试验对象除人体外，还有鼠、兔、狗、猴、猪、牛等哺乳类动物。一般选择健康实验对象若干，测定投药后不同时间的血药浓度、尿药浓度或某些组织器官中的药物浓度等。试验中个体差异较大，为了克服实验对象间的个体差异，往往需要选取较多的实验对象，在同等条件下进行试验，最后将服药组与对照组进行对照数学处理（方差分析）或其他的显著性试验，以获得较可靠的结论。同时，为克服实验对象在间断性的多次性试验时其生理状况造成的药效指标的差异（一般称作"自体差异"），应该在每一个用药对象上交叉性地先后试完各种受制试剂，不允许遗漏，最后的数据可进行总的范围方差分析。

在动物试验模型上，也有采用鱼体（如金鱼）来进行生物药剂学一些项目测定的报道引起人们的关注。目前金鱼试验的方法尚处于研究阶段，若能推广，可简化生物药剂学的测定手续。还应提及，虽然生物药剂学在研究剂型与生物体的疗效方面意义较大，但其测出的任何指标不能单独用来判断某药在临床上"有效"或"无效"，要对某药的"优劣"作出全面的判断，还必须有临床疗效的依据为后盾。往往在药理学工作者通过大量的动物试验并经临床观察，确已证明某药基本上有效、安全无毒后，才可进一步进行生物药剂学的研究，以确定适合该药的最合理剂型的处方组成、用药剂量和方法等。

二、药物的吸收

药物被机体摄取的过程为吸收，即药物从用药部位进至血液循环的过程。药物的吸收部位有胃、肠以及口腔、直肠及皮肤等。

（一）消化道吸收

1. 消化道上皮细胞膜（生物膜）

由于药物在消化道内是透过上皮细胞而进入血液循环，故上皮细胞膜的性质决定药物吸收的难易度。

2. 药物吸收机制

（1）被动扩散

脂溶性药物由被动扩散透过生物膜，由高浓度区到达低浓度区，不需要消耗能量。服药以后，胃肠液中药物浓度高，细胞外液内药物浓度低，药物能被动扩散通过，又以同样机制转运到血液而被吸收。

（2）主动转运

一些机体所必需的物质，如单糖、氨基酸等，借助于载体的帮助，能从浓度低处往浓度高处逆向转运。载体量是有限的，在吸收部位，药物达到某一临界浓度时，转运系统达到饱和，浓度再大也不能加快药物的吸收速度。对主动吸收的药物可能存在某一最适剂量，超过此剂量不会有更高的治疗效应。这种转动需要消耗能量。

（3）易化扩散

有相当多的物质，如一些非脂溶性物质或亲水性物质，借助于细胞膜上载体物质的帮助，从高浓度区向低浓度区扩散，也不需要消耗能量。扩散速度取决于膜两侧浓度差。与被动扩散的区别在于，它是借助与膜上载体的结合或释放而扩散的。

（4）膜孔转运

某些水溶性小分子药物，可通过生物膜膜孔（亲水通道）进行被动转运。膜孔转运的吸收速度，受药物分子或离子的大小、浓度以及水的吸收速度影响。

综上所述，多数药物的吸收属于"被动扩散"，故消化道上皮细胞对这些药物起着脂溶性屏障的作用，其中脂溶性药物通过被动扩散而吸收，非脂溶性药物的扩散通过屏障则相当困难。

3. 消化道生理及药物吸收

（1）消化道及其 pH 值

药物口服后通过胃肠道时，其不同表面特性的解剖区域会影响药物的吸收速率。胃肠道组成有三大部分：胃、小肠及大肠。药物经口服后首先接触的是胃，胃的表面积有限，pH 值变化很大，当胃液分泌入胃肠腔受到食物的稀释与影响后，其 pH 值即变为 1~3。一般空腹时 pH 值可降低为 1.2~1.8，进食后，正常人的胃内容物 pH 值可上升到 3~5。某些药物及食物可能对胃液的分泌或中和的影响特别大，如抗胆碱药阿托品和溴丙胺太林、脂肪及脂肪酸等均能抑制胃液分泌，胃酸分泌抑制药则也使 pH 值升高。在胃的酸性环境下，弱酸性药物很容易被吸收。

（2）胃排空速率与药物吸收

在胃肠中几乎不吸收而在肠内吸收的药物，其疗效的显现取决于药物离开胃进入十二指肠的速率。能立即止痛的药物如可待因，延迟胃的排空将延迟镇痛作用；对有些受胃酸和胃酶活性的影响而不稳定的药物，胃排空缓慢也影响药物的有效性，如青霉素的降解程度取决它在胃内停留的时间；在胃的酸性条件下能被解离为离子的胺类药物及肠溶衣制剂等，胃排空速率对疗效的开始时间是十分重要的。

4. 药物理化性质对吸收的影响

（1）药物的解离常数与脂溶性的影响

消化道上皮细胞膜具有脂质膜的特性，易吸收非离子型的有机弱酸和有机碱，离子型则难吸收。非离子型与离子型的比例与环境 pH 值直接相关。同时，吸收速率又与油、水分配系数有关，一般是脂溶性愈强，吸收愈好，这种关系称为 pH- 分配假说。溶液中非离子组分是药物的解离常数与消化道腔液 pH 值的函数，其关系可用 Henderson–Hasselbalch 缓冲方程式表示。

（2）溶出速率

药物以片剂、胶囊剂、颗粒剂或混悬剂口服，或用植入片或混悬剂肌注，其吸收过程为：固体药物→崩解→溶解→生物膜→吸收。溶出速率的理论依据是 Noys Whitney 扩散溶解理论。

（3）多晶型

化学结构相同的药物，可因结晶条件不同而得到不同的晶型，这种现象称为多晶型。有机化合物的多晶型现象极为普遍。例如 13 种巴比妥药物中有 63% 有多晶型；48 种甾体化合物中有 67% 有多晶型。晶型不同，它们的物理性质如密度、熔点、溶解度和溶出速率均有不同。在一定温度与压力下，多晶型中只有一种是稳定型，其熵值最小、熔点最高、溶解度最小、化学稳定性好，其他多晶型为亚稳定型，它们最终可转化为稳定型。亚稳定型的熵值大、熔点低、溶解度大，故溶出速率也较快。因此可因晶型不同而呈不同的生物利用度，稳定型多晶型药物往往低效甚至无效。

5. 药物在消化道中的稳定性

药物不仅在贮藏期应有足够的稳定性，而且应在胃肠液中也保持稳定，因为胃肠液中的消化酶或 pH 值的作用可导致某些药物的活性减低或失效。

（二）口腔吸收

口腔黏膜上皮细胞膜也由脂质体构成，故能允许脂溶性药物通过，此吸收方式属于被动扩散，与分配系数很有关系。口腔给药法可将舌下片剂放于舌下，也有将口腔片剂置于面颊与牙齿之间，这些片剂中的药物被唾液溶解后，通过口腔黏膜吸收，对于胃酸中灭活或首过消除作用大不宜口服的药物，应考虑从口腔吸收。如硝酸甘油是一种酯，口服后能水解，以至于到达循环之前即失效，另一方面硝酸甘油脂溶性好，口腔吸收的速度快，能迅速奏效，缓解心绞痛，故以口腔给药最为适宜。

（三）直肠吸收

1. 脂溶性与解离度

直肠黏膜是类脂膜，药物在直肠中的吸收也是通过类脂膜与微孔吸收，药物从直肠的吸收符合一级速率式，故直肠吸收也属被动扩散。直肠黏膜的 pH 值对药物的吸收速度起重要作用，但一般直肠液的 pH 值约为 7.4，且没有缓冲能力，故药物进入直肠后的 pH 值达到能增加未解离药物所占比例的量，就极可能增加药物的吸收。

2. **药物的溶解度与粒径**

药物的溶解度对药物经直肠吸收有一定影响，溶解度小的药物，因直肠中的分泌量较少，药物溶解量少，吸收也少，药物水溶性较大时，吸收也增加。药物在基质中不溶而呈混悬分散状态时，其离子大小能影响吸收。如用两种阿司匹林栓剂进行比较，一种为过 80 ~ 100 目筛的阿司匹林粉末，平均粒径为 163 μm，表面积为 320 cm²/g，另一种为大粒的阿司匹林，每 13 粒重 600 mg，表面积只有 12.5 cm²/g，这两种栓剂经健康受试者使用后 12 小时，粉末制的阿司匹林栓剂总水杨酸盐排泄累积量为大粒阿司匹林栓剂的 15 倍。

3. **栓剂基质的影响**

栓剂给药后，药物首先从栓剂扩散面的基质中释放出来，分散或溶解到周围的水性体液中，方能被黏膜吸收而产生疗效。用作全身治疗的栓剂，要求药物能从基质中迅速释放出来，而基质对药物释放有一定影响。栓剂中药物吸收的限速过程是基质中药物释放到水性体液的过程。药物从基质中释放得快，可产生较快而强烈的作用，反之则作用缓慢而持久。基质种类和性质的不同，释放药物的速度和对药物影响的机制也不同。

（四）注射吸收

注射剂除有时用作关节腔内注射或神经阻断以发挥局部作用外，还通常被用于发挥全身作用。有些药物或因在消化道分解，或因本质上难以吸收，只能采用注射给药。当然，也有不少药物不适于注射。

注射剂与其他药物制剂给药方法的不同点之一是，注射操作需用注射针刺入组织内部，从而产生损伤。无论肌注还是皮下注射，在注射部位附近都有充分的血液或淋巴液循环，从而可以快速吸收，药物一旦分布到结缔组织后，便开始进入血液循环。

除药物分子和生物膜的物理化学性质外，还有种种因素影响吸收的速度，如给药部位的选择、药物的浓度、热力学活性等对吸收速度均有重要影响。

（五）皮肤吸收

皮肤经常受到许多化学和物理作用的侵袭，当某些合成化学品、有毒气体和液体渗入皮肤时会产生局部或全身反应，若将药物大面积涂抹在皮肤上，其总吸收量也是很可观的。另外，皮肤病灶深浅不同，药物产生作用的部位也不相同，利用皮肤给药而达全身吸收目的的给药方式正日趋受到医务人员的重视。

药物透皮吸收的途径至今仍有争论，但从皮肤的解剖来看，可有三条解剖途径：①透过完整的表皮，一般认为完整表皮具有类脂膜特性，允许脂溶性药以不解离形式透入皮肤，解离型的较难透入。②通过毛囊、皮脂腺，药物进入毛囊口就可能通过毛干或毛囊壁间隙或皮脂腺到达角质层以下的部位，再通过囊壁上皮细胞进入真皮或皮下组织。皮脂腺分泌物是油性的，也有利于脂溶性药物的透入。若制剂中加入表面活性剂有助于药物与毛囊接触，对吸收有利。③通过汗腺，汗腺是否为药物吸收的通道尚无定论，如手掌皮肤虽汗腺很多，但除水以外，其他物质的渗透性都比较小。

三、药物的分布

（一）体内分布与药效

药物的体内分布是指药物经吸收进入血液，通过血液和各组织间的屏障，转运至各组织的现象。药物向组织的转运，不仅对发挥疗效，而且对用药的安全（如药物是否蓄积在组织中）均起重要作用。因此，为了发挥药物的药理作用，应使药物正确分布至发挥作用的靶器官，在该部位停留必要的时间，充分发挥作用后，再迅速排泄至体外以确保安全。药物到达作用部位后，能同一些和它的药理作用基本无关的细胞内高分子化合物、细胞内颗粒、脂肪成分等细胞成分非特异性结合。通常，呈现药理作用的组织内药物含量只是给药量中很有限的一部分，这部分药物是通过药物—受体的相互作用与专门的受体结合的。作用部位的药物浓度，除主要受在肝脏中进行的代谢速度、透入作用部位的速度、肾或胆汁等部位的排泄速度影响以外，还与药物向作用部位以外的组织的分布特性有关。药物在分布过程中，作用部位分布的有效药物浓度，关键在于与受体结合的程度。

（二）表观分布容积

人体的体液是由细胞内液、细胞外液（组织间液和血浆）组成的。组织间液处于细胞内液与血浆之间，它与血浆一起组成细胞外液。普通成人，水分约占体重的60%，其中血浆占体重的5%左右，组织间液约占体重的15%，细胞内液约占体重的40%。因此，60 kg体重的成人约有总体液36 L，其中血浆约3 L，组织间液约9 L（故细胞外液约为12 L），细胞内液约24 L。血液以外的水分多达33 L。为了使药物的血中浓度具有意义，必须有一个血药浓度与体内总药量的关系式，在这个关系式中要引进表观分布容积（V_d）这一概念。表观分布容积是药物的一种特性，不是体内含药的真实容积，而是在药物充分均匀分布的假设前提下，体内全部药物按血中同样浓度溶解时所需的体液总容积。若血液内的药物量为D，并设血浆与组织间药物分布达到平衡后血浆中浓度为C_0，则$V_d=D/C_0$（单位：升）。若静脉注射药物后立即达到分布平衡，则在开始时体内药物量基本上等于静脉注射剂量X_0，当一个药物的V_d值求得（或可从有关书刊中查得）后，只要测出血药浓度，即可算出用药后任何时间内的体内药物总量。

（三）影响药物分布的因素

体内循环与血管透过性、药物与血浆蛋白的结合能力、蓄积作用、肝脏的首过消除作用。

（四）淋巴系统的转运

血液循环与淋巴循环构成体循环，由于血液流速比淋巴流速快 200～500 倍，故药物的转运主要由血液承担，但是药物的淋巴系统转运，在某种意义上说同样是很重要的：①某些特定物质（如蛋白质、脂肪等大分子物质）的转运必须依赖淋巴管的转运；②淋巴循环为给药后不通过肝脏的转运途径之一，可避免药物受肝脏的代谢破坏；③当传染病、炎症、癌转移等使淋巴系统或其外围产生病灶时，必须让药物向淋巴系统转运；④透过血管的小分子通常也容易转运至淋巴和组织细胞中，位于组织间隙的大分子，虽难于进入血管，但易进入淋巴系统。

药物向淋巴系统的转运主要包含三个途径：从血液向淋巴液的转运、从组织液向淋巴液的转运、从消化道向淋巴液的转运。

四、药物的代谢

药物进入体内经过吸收、分布过程，才会呈现药理作用，但若药物一直留在体内持续发挥作用，就可能导致机体中毒甚至死亡。又由于多数药物具有较高的脂溶性，当药物以原形从肾脏排泄时，会因肾小管的重吸收作用而被留于体内。所以机体摄取的药物在排泄前，必须转化成脂溶性较低或水溶性较高的物质，以便排出体外，这种化学反应即为代谢。从这个角度来看，代谢是机体对药物这种异物的防御反应。代谢是设计药物的合理用法或考虑调节作用时间的重要线索之一。简言之，药物代谢是外来有机药物在体内的生理化学变化过程。

五、药物的排泄

（一）肾脏的排泄

1. 肾脏的生理作用

（1）排泄含氮的代谢产物

肾脏能将血液中的蛋白质代谢废物不断清除，使血浆中的非蛋白氮（含尿素、尿酸、肌酸、酸酐、氨等）的含量保持在相对稳定的水平。当肾功能减退时，非蛋白氮随尿排出的量减少，血中蓄积的量就会增多，因此，血浆中非蛋白氮的含量可作为测定肾功能的一种指标。

（2）调节体内水分和渗透压平衡

肾脏能适应人体进食、饮水和代谢产生的水的变化，以及由皮肤、胃肠道、呼吸道排出水分的变化，而产生不同浓度和不同量的尿液，以维持体内水分及渗透压的平衡。如饮水后，尿量就增加，尿比重就降低；当体内缺乏水分时，尿量减少，尿比重增高。临床上常测定饮水量和尿量、尿比重之间的关系，作为肾功能的一种指标。

（3）调节酸碱平衡

肾脏能根据体内酸碱平衡的情况，控制酸性物和碱性物排出的比例。当酸性物或碱性物中的任何一种在血液中的含量增多时，其多余部分就会通过肾脏排出，以调节和维持体内的酸碱平衡。

2. 药物的肾脏排泄机制

肾脏对药物并没有特殊的排泄机制，其机制与排泄一般的机体成分或新陈代谢产物的机制是相同的。

（二）非肾脏排泄

肾脏排泄以外的其他排泄途径统称为非肾脏排泄，其中胆汁排泄也是药物排泄的重要途径。

1. 胆汁排泄

某些药物或代谢物经肝细胞分泌进入胆汁，胆汁中的药物先储存在胆囊中，然后释放进入小肠，可在小肠重吸收返回肝脏，形成肝肠循环。药物在胆道的转运与肾小管的主动过程相似，可有竞争性抑制。另外，胆汁中药物或代谢物的浓度很高，可引起肠道刺激或肠内分解，在临床上对药物的安全、有效和给药方案设计具有重要意义。

2. 肝肠循环

药物通过小肠吸收，经胆汁分泌，而后再被小肠吸收的过程称为肝肠循环。药物可在肝脏被代谢或与葡糖醛酸结合，从胆汁排泄，在小肠受消化酶、肠壁酶或肠内菌群分解转变为原形药物后在小肠被重吸收。

肝肠循环在临床药物治疗中具有重要意义，如果药物在胆汁排泄量多，则肝肠循环使药物在体内滞留时间明显延长，有可能出现蓄积性中毒。如果多种因素阻断肝肠循环，则可使药物的半衰期显著缩短而影响预期的治疗效果。同样，如果肠道酶系或肠内菌群被抑制，则肝肠循环减少，药物的半衰期缩短。

某些药物因肝肠循环，血药浓度—时间曲线可出现第二个血药浓度高峰（双峰现象）或尿排泄高峰。这是由于药物随胆汁分泌储存于胆囊中，经若干小时间歇性释放入小肠，因而药物量较大，重吸收后可使血药浓度—时间曲线出现第二个高峰。

第三章　药品监督及管理

第一节　药事管理概述

一、药事管理

药事管理是指为了保证公民安全、有效、合理、经济、及时地用药，国家相关机构制定相关法律、法规、规章制度，药事组织依法通过实施相关的管理措施，对药事活动进行必要的管理。药事管理内容主要包括两个方面，即宏观药事管理和微观药事管理。前者涉及药品监督、基本药物、药品储备、药品价格、医疗保险用药与定点药店的管理；后者涉及药品研究与开发质量、药品生产质量、药品经营质量、药学服务质量、医疗保险用药销售的管理等诸多方面。

二、医院药事管理

药事管理范畴中较重要的一个环节就是医院药事管理。医院药事管理是指对医院中一切与药品、药品使用和药学服务相关事务的管理。其核心是确保药品质量、临床药物治疗质量和临床药学服务技术质量，以保障患者用药的安全性、有效性和经济性。

医院药事管理学是药学学科和社会学科相互交叉渗透而形成的一门综合性应用学科，既是医院管理学的重要组成部分，又是药事管理学科的一个重要分支学科。医院药事管理学是以现代医院药学学科和药学实践为基础，以管理学的理论和方法为指导，综合运用管理学、经济学、法学、社会学和伦理学相关知识对医疗机构药学相关事务进行有机管理的一门学科。

医院药事管理是一个完整的系统，涵盖了对医院药学部门机构、人员的组织管理；对药品调剂、制剂、药库、药品质控、临床药学、临床用药、药学信息等的业务管理；对药品质量的控制、处方和基本药物目录制定与遴选、临床应用路径、药学科研、药学技术人员培训与考核等的技术管理；对药品、相关医用材料及设备等的物资设备管理；对医院内制剂生产及药品储存、流通、使用等各环节的质量管理；对药品临床使用的经济和信息管理等诸多方面。

医院药事管理是医院管理的主要组成部分，是医院监督有关药事法规落实情况的重要保障，是医疗质量的重要保证。医院药学部门也是医院药事管理的重要服务窗口。

第二节　药品生产与经营监督

药品的生产过程要涉及许多技术细节和管理规范，其中任何一个环节的疏忽，都可能导致产出的药品不符合质量要求，也就是有可能生产出劣质药品。因此，药品监督部门必须对药品生产的全过程进行监督管理，保证药品质量。

一、药品生产企业监督检查

（一）检查药品生产企业的资质

1. 药品生产企业应保持资质的一致性。企业实际生产药品的场所、范围等应与药品生产许可证和《药品生产质量管理规范》（GMP）认证证书内容一致，不可超范围生产。

2. 需检查：营业执照、药品生产许可证、药品 GMP 认证证书的有效期。

3. 检查中可能存在的问题：药品生产企业超范围生产，某一产品的生产条件、检验手段或处方工艺发生变化后，未按规定到相关部门进行许可备案。

（二）检查药品的原辅料

1. 企业应保证原辅料的安全、合法、有效

按照相应的规定，药品生产企业应履行对物料抽样全检和进货查验制度。建立供货商的详细档案，索取原辅料供货者的营业执照、生产（经营）许可证、业务员授权委托书、法定批准文件等材料，重要原辅料应进行现场审计，并应有审计资料。

2. 需检查的环节和内容

（1）现场查看原辅料抽样情况，每个原辅料需按规定抽取。抽样件必须贴有取样证，并注明名称、批号抽样者和抽样日期等信息。

（2）查看验收台账，确认进货日期、原辅料名称、来源、数量、批号、结论、验收人等信息是否齐全。

（3）查看堆放区域有无明显标志，标明待验、合格、不合格等标识，等等。

3. 检查中可能存在的问题

索证、索票不全或资质已过有效期，关键原辅料未现场审计，抽样未按企业规程实施，验收台账内容记录不全，等等。

（三）检查生产过程控制

1. 企业应保证按照法定工艺处方生产合格药品

一是企业生产过程原始记录应完整和准确。二是企业应在省局数据库录入法定工艺处

方。三是企业应建立详细的工艺规程，并适时予以修改。四是企业应保障药品生产过程洁净度要求。

2. 需检查的环节和内容

（1）查看法定处方工艺，比照企业现行工艺规程和生产批次记录，是否有擅自添加其他成分或改变生产过程的现象。

（2）查看企业厂区、生产车间的卫生环境情况，生产设备使用情况及生产流程场地有无重大变更，生产人员是否着洁净服、卫生是否良好。

（3）查看生产记录的填写是否及时，应注意字迹清晰、内容真实、可靠，数据完整，有操作人、复核人签名。

（4）查看生产车间洁净室（区）检测报告结果是否符合要求。

3. 检查中可能存在的问题

批生产过程记录无台账，各项记录不完整、不规范。生产人员化妆、戴首饰或未正确佩戴口罩、手套等。变更处方工艺未审批，生产设备等变更未备案。生产过程中清洁度管理不到位。

（四）查看企业检验能力和状况

1. 企业应具备与生产药品品种相适应的检验能力。

2. 需检查的项目：①成品和原辅料检验原始记录是否完整，检验是否按法定标准全检，投料时间是否在有效期以内。②企业检验人员是否具有相关学历或资质证明。③企业委托检验是否有委托检验合同或协议，是否备案，是否在有效期内。④企业是否具有必备的检验设备，其精密度是否符合要求，是否按国家规定进行定期（周期）校验，计量检定合格证是否在规定的邮箱期内，并贴于相应的计量器具上。

3. 检查中可能存在的问题：企业检验人员无相关学历或资质证明，委托检查合同或协议已过期或未备案，计量器具超期未检。

（五）检查不合格药品的处理

一是企业应建立不合格药品处理程序和制度。二是建立存在质量风险隐患药品召回处置制度。

1. 需检查的项目

（1）不合格药品台账是否内容完整，是否有原因调查和处理结果。

（2）药品生产企业是否建立药品退货和收回的书面程序，并有记录。

（3）退货或收回药品后是否存放于退货区，是否按要求放置；做好货位卡和台账，检查是否及时予以处理。

2. 检查中可能存在的问题

台账资料不完整、退货或收回药品放置不规范、召回药品未处理到位等。

（六）对人员的管理

1. 重点检查从业人员健康及培训情况和药品质量安全知识培训情况。企业从业人员健康情况必须符合《中华人民共和国药品管理法》等法律法规要求，建立从业人员健康检查制度和健康档案制度；企业应建立和保存对从业人员的药品质量安全知识培训记录；检查从事药品生产操作的人员、从事质量检验的人员的培训和考核情况，从事有特殊要求岗位的人员是否定期进行相关培训，从事辅助岗位的人员是否进行相关培训。

2. 需检查企业员工花名册（看财务发工资的花名册）、从业人员健康档案、培训记录等。

3. 检查中可能存在的问题：部分从业人员未按规定进行健康体检，临时工或新招聘人员无健康体检证明，对从业人员未进行针对性的培训和考核，培训内容和培训课时未达到要求。

（七）检查企业仓库管理

1. 仓库应符合存放物料的要求

检查仓库条件（诸如防飞禽、防鼠、防虫、温差程度、干湿程度、安全措施等）是否符合规定，保障物料质量。检查仓库分布平面布局合理性，划分标志是否明显。防止差错和污染的措施是否到位。

2. 检查中可能存在的问题

物料堆放混乱，台账不清，未设置不合格区和待检区，分区不符合国家相关标准。

二、药品经营监督

不论是药品批发企业，还是药品零售企业，其药品经营条件和经营行为都对药品质量、合理用药及群众用药的安全性和有效性具有重要影响。因此，为了保证药品经营质量，保证用药安全，药品监督管理部门必须对药品批发、零售者的经营条件和经营行为进行监督和规范。

（一）药品零售企业监督要点

药品零售企业通过药品零售活动，使药品进入消费领域，并直接进入顾客手中，用于防病治病、计划生育、康复保健。由于它的服务对象主要是患者，不同于一般的消费者，因此，药品零售企业药品质量的好坏，直接关系到千家万户，关系到人民群众的身体健康和生命安危。监管工作中应重点加强以下三个方面的监督。

1. 对人员的监督

按照《中华人民共和国药品管理法》的规定，开办药品经营企业必须"具有依法经过资格认定的药师或者其他药学技术人员"。所谓"依法经过资格认定"是指国家正式大专及以上院校毕业及经过国家有关部门考试考核合格后持有"执业药师"或专业技术职务证书的药学技术人员。因此，要求药品零售企业做到：①药品零售企业负责人里必须具有药学或相应专业知识、现代化科学管理知识和一定药品经营实践经验的人员。②零售企业应配备执业药师或相应的专业技术职称人员，并根据经营规模和经营商品类别，分别设有药师、中药师、药剂士、中药士或配备经县级以上药品监督管理部门审查登记的专职药工人员。③专业技术人员应占企业职工总数的30%；企业应有执业药师或主管（中）药师负责质量，零售中药饮片、中成药要有中药师、中药士以上级别的人员或连续从事中药调剂工作20年以上的人员负责调剂复核；从事药品质量管理、检验、营业保管等的工作人员必须经过有关部门培训，持证上岗，其他人员要经过专业培训考核才能上岗。④企业直接接触药品的人员，应每年进行严格体检，并建立档案，凡患有传染病、隐性传染病、皮肤病及精神病者应调离接触药品的岗位。

2. 对经营条件的监督

对药品零售企业经营条件的监督，主要包括六个方面的内容：①营业场所的大小，按经营规模及经营范围而定。经营西药、中成药，中药饮片及医疗器械，店堂面积一般应大于 80 m^2；经营西药、中成药及医疗器械，店堂面积一般应大于 50 m^2；经营需低温保存的药品，店堂内要有冷藏设备。②营业场所应宽敞、明亮、整洁、布局合理、定位科学、装饰美观大方；药品广告宣传符合有关规定。③橱窗、柜台、货架应满足经营的需要。④药品必须分类陈列，柜组标识应醒目；做到药品与非药品分开，内服药与外用药分开，人用药与兽用药分开，西药与中成药分开，一般药与易串味药分开；低温保存药必须放入冷藏设备，危险、特殊、贵重药品有专库或专柜存放；拆零药品应集中存放于拆零专柜，盛器应保持原包装标签；二类精神药品要专人管理、专账记录；毒性、麻醉中药必须专人、专库（柜）、专账，由双人双锁保管；危险品应储存于符合安全要求的专用场所；库存药品要按批号顺序存放；不合格药品应单独存放，并有明显标识；对质量有疑问或存放时间达五年的品种应及时抽样送检，并做详细记录，保证库存药品的质量完好。⑤药品仓储库房一般应大于 50 m^2，高度大于 4 m，库内实物体积与库容比小于 0.7。⑥药品仓储库房内要避光、避风、阴凉、干燥，符合药品养护条件；要有防虫、防鼠、防潮、防水、防霉烂变质及防污染的措施；要有符合要求的防盗措施；要有通风、降温及监控温、湿度的设施；要有特殊药品的保管设施。

3. 对药品质量管理的监督重点

（1）进货渠道的监督

零售企业购进药品，应按照规定从合法渠道进货，进货前必须审查供货企业的合法资格及销售人员的资格；购进药品的合同应有明确的质量条款；首次经营的品种，必须经质量部门认可后方可购进。

（2）药品入库验收的监督

应按规定的标准对购进的药品进行验收，对药品外观质量、包装及规定的包装标识认真进行检查。药品必须查验注册商标、批准文号和生产批号以及供货单位，写出明确的验收结论，并有完整、规范的验收记录。进口药品除按规定进行验收外，应有加盖供货单位红色印章的口岸药品检验所检验报告复印件，进口药品要有必要的中文标识。凡不符合规定质量要求和有问题的药品不得入库、销售，并及时将情况反映给质量部门。验收合格的药品必须按规定做好入库验收记录。

（3）药品养护的监督

对在库的药品，按《药品经营质量管理规范》（GSP）的要求做好养护工作，防止过期失效、霉烂变质。过期失效、霉烂变质的药品不得上柜销售，应立即放入不合格药品区内集中销毁，并做好不合格药品记录。

（4）药品销售的监督

药品经营企业不得向无药品生产许可证、药品经营许可证，或无医疗机构执业许可证的单位以偿还债务、货款的方式为其无证经营提供药品；不得向任何单位和个人提供柜台、摊位、发票、纳税及证件、执照等，为其经营药品提供条件，不得出租、出借、转让药品经营许可证；在药品购销活动中，发现假劣药品或质量可疑的药品，必须及时报告当地药品监督管理部门，不得自行进行销售或退、换货处理。

上岗人员应准时到岗，收方发药应该核对品名、规格，处方所列药品不得擅自更改或代用，对有配伍禁忌和超剂量的处方，必须经医生更改或重新鉴定后方可办理；中药饮片配方要实行双人核对制度，配方人和核对人均应在处方上签章。调剂人员应熟悉所售药品的性能、规格，坚持问病发药、卖药问病，正确介绍药品的性能、用途、用法、用量、禁忌、不良反应及注意事项。特殊管理的药品应按有关规定经营和管理。

药品拆零销售时，环境、工具及包装品应清洁卫生，并写明药名、规格、用法、用量、药店名称等内容。对顾客意见或问题跟踪了解，件件有交代，桩桩有答复，要认真处理质量问题的查询投诉。

（二）药品仓储管理

药品仓储管理是药品流入到市场的关键环节，关系到药品使用阶段的质量安全。通过对药库的管理，能够帮助了解药品的库存数量，并采取有效的方法进行流动性管理，确保药物都能够在额定的周期内被投入到市场中，这样的管理体系避免了药品过期问题的发生，也符合药品监督管理部门所制定的工作计划，药品从生产到使用都有严格的管理，这样就不会产生质量隐患问题，有利于药品生产环节的宏观调控。

1. 药库管理人员的素质要求

药库管理是一项技术性十分高的工作，要求管理人员具备全面的药品专业知识，同时还要有丰富的仓储管理经验，这样才能够达到管理阶段的需求标准，并解决药品仓储环节中所遇到的突发问题。在工作岗位中的管理人员要不断地总结经验，完善个人技能，如果发现管理期间出现不合理的内容，更要及时采取解决措施，并与其他的工作伙伴交流经验，探讨出更具有可行性的管理方案，应用落实在仓储管理环节中。保障管理人员素质是后续管理任务开展的重要前提，也关系到药品管理是否能够达到安全使用标准。

2. 药品的采购管理

药品采购环节要对质量进行严格的检验，达不到规定标准的药品一律不可以投入使用。采购制度的形成是以药品仓储管理为前提的，会按照所缺少的部分定向采购，确保药品使用能够正常进行，不会受到库存量不足的因素影响。

药品采购阶段要全面了解市场信息，观察是否存在不合理的现象，并采取现场调节控制方法来促进管理计划完善。信息反馈是十分重要的，建立信息系统能够帮助提升管理任务开展阶段的完成进度，并在工作任务结束后，将所得到的管理信息进行统一管理，避免类似问题再次出现。

药品采购管理过程中，要针对常见的质量隐患问题进行探讨。对药品仓储进行的管理要结合药品属性来进行，确保管理阶段的安全性，营造出最科学合理的管理环境，在这一过程中，如果发现不合理现象，更要加强管理控制，避免药品使用安全性受到影响。

新型药品在投入使用前需要进行临床试验，这样才能避免影响药品使用安全性的因素出现，对药库的管理形式也更合理。根据药品库存情况及经费分配情况制订所需药品的品种、规格、数量。贵、新药的引进除兼顾到药物的有效性、安全性、合理性、经济性四方面外，应择优选取。

要充分考虑各类药品在计划中的比例，保证常用药品的供应，做到基本药品优先保证，贵重药品、新药限量采购。对临床需求量大、疗效确切、效期长的药品及市场上短缺的药品要适当增加计划量，对滞销品种限量采购，根据季节变化及时调整药品采购计划，以防供应脱节。药品采购员应结合以上几点，制订购药计划，由药剂科主任审核，然后报分管院长审批，再由药品采购员执行采购，做到了职责分清，有执行，有审核，有监督。

3. 药品的出入库管理

药品验收是药库管理工作的关键所在，是防止伪劣药品入库，保证药品质量，保证临床用药安全不可忽视的环节。

药品入库时首先进入待验品区，由药库管理人员验收合格后方可进入合格区。验收内容包括数量、质量、包装、验收等。药品数量验收时检查来货与入库凭证上所列的供货单位、药品名称及规格、生产厂家及数量是否相符，若有不符或破损应做好原始记录，并与药品采购员联系，及时查明原因，按规定做退换货处理。麻醉药品、第一类精神药品验收实行双人开箱验收、清点，双人签字入库制度。验收发现有外观质量异常、包装较差、标识不清、有效期在半年以内的药品按规定交涉处理，并及时做好所有药品的入库验收记录。药品质量验收时，药库管理员应根据自己业务知识和实践经验检查外观质量，发现异状应拒收该批药品。药品包装验收时，药品内外包装应符合国家有关规定。对在药品使用过程中发现或有患者投诉怀疑有质量问题的，以及药品监督管理部门公告的有问题的药品要及时召回，保障患者的用药安全。药品验收由库管人员按医药公司的随货同行单进行药品的名称、规格、数量、批准文号、批号、有效期等进行核对，对于进口药品，还需核对其加盖有供货单位公章的进口药品注册证和进口药品检验报告书。仔细核对药品的生产批号、注册商标、有效期和使用期限，验收合格后在入库凭证上盖"合格"章，药品方可进入合格品区，及时做好药品入库验收记录。严格按照出库单上的批号发货，按照先产先出、易变先出、近效期药品先出的原则，认真复核药品名、规格、批号、有效期、包装等，保证出库药品的质量。

4. 药品在库养护

为了随时监控库房的温、湿度，各库区都配有温、湿度计，保管员应每天检查温、湿度并在登记本上登记，发现不合格要及时处理，还要做好防火、防盗、防药品潮解、防药品风化、防冻、防破损、防霉烂变质、防虫蛀鼠咬、防过期失效、防锈蚀破坏、防日光等，采取预防为主、防治结合的原则，切实保证在库药品的质量。

对库存药品根据性质分类摆放，内服药品与外用药品分开，特殊药品如麻醉药品、精神药品、危险药品单独存放，生物制品、疫苗等存放在冷藏库。每天上午、下午定时检查库房的温、湿度，常温库 0～30℃，湿度 45%～75%，阴凉库 <20℃，冷藏库 2～10℃，并及时做好温、湿度记录。对麻醉药品，第一类精神药品应设立专职人员保管，专库集中存放，专柜加锁保存，专用账卡登记，绝不能与其他药品混合存放，并严格实行双人双锁保管制度。

加强药品有效期的管理。药品有效期是指药品在规定的时间内和一定的储藏条件下，能够保持其质量和有效性，但在超出一定的时限后，即使在规定的条件下，其效价（或含量）也会逐渐下降，甚至毒性增加，以致无法使用。

在储存保管有效期药品时，严格按有效期的长短，时间的先后等项目分类摆放，对有效期药品逐项登记，实行微机管理，并定期查看，按照有效期的长短，先进先出，近效期先出的原则发药。由于运用了计算机管理，避免了人工往来等带来的烦琐劳动，省时省力，提高了工作效率，减少了差错。定期查看在库药品的库存结构，发现滞销的药品要及时报告药库负责人员，以便及时调整库存药品。

5. 药品的账务与信息管理

建立定期盘点制度，定期盘点药品是保证库房账物相符的一个重要措施，坚持每月盘点一次，发现问题及时查找原因，确保账物相符。认真执行政府的统一药品集中招标采购政策，仔细核对各医保对应项目，根据招标及医保的政策调整，对本院药品及时核对调整，以免因政策的变动而影响临床用药。

对于国家统一调价的项目，药库接到通知后要提前整理好调整目录，在规定的时间内进行价格的统一调整。利用微机系统统计好调价亏盈数据，并将各种数据记录备案，以便统计及时检查。

药品质量控制是药事管理学科的基本理论，也是药品监督管理的核心，是保证药品安全有效的措施。加强药库的规范化管理是医院药事管理的关键，是保证药品质量的一个重要前提，因此，我们必须做好这项工作，在实践中不断积累经验，摸索出更合理的药库管理方法，使药库管理工作逐步走向制度化、规范化、科学化。

第三节　医院药品监督

在我国，医院是药品使用的主要场所，同时，医院药品集药品配制、调剂、采购、储存、发放、科研于一体，如果使用和管理不当，会直接影响药品质量和医疗质量。因此，加强医院药剂的监督，是药品监督管理工作的重点。

一、医院药品监督要点

医院药品管理主要是指对医院医疗、科研所需药品的采购、储存、分配、使用的管理。医院是药品使用的主要场所，医院药品质量的好坏，直接关系到人民的用药安全和身体健康，因此，医院药品质量的监督始终是各级药品监督部门的一项重要工作。要搞好医院药品监督工作，有四个监督要点。

（一）对药品采购渠道的监督

医院是药品流通环节的末端，是对连接药品与患者之间起决定性作用的机构，一些药品生产企业和经营单位的人员把医院作为他们进行药品营销的主战场，其中不乏一些鱼目混珠者，特别是真假难辨的"医药代表"，使医院的药品采购变得更加复杂。因此，作为药品监督管理部门，一定要把医院药品采购渠道的监督管理作为监督管理工作的重中之重，要采取一些行之有效的监督手段，督促医院把好药品采购关。

（二）对药品质量的监督

加强医院药品质量的监督管理，是国家法律赋予药品监督管理部门的重要职责。药品监管人员对医院药品质量的检查，不能走过场。有些地方的药品监督管理部门喜欢定期检查，一年固定时间检查一次，这种监管方法有许多漏洞和弊端，很难反映医院药品质量的真实情况。要掌握医院药品质量的真实情况，应该定期与不定期检查相结合，一年多次检查，检查形式多样化，对每次检查发现的问题要进行严格执法、严肃处理。

（三）对药品储存设施的监督

医院药品质量的好坏，与医院药品储存保管设施也有很大的关系。一些血液制品、生物药品、特殊药品、危险药品等都有特殊的要求和保管条件，对中药饮片的储存保管也另有要求，一般药品保管所必需的冷藏、防冻、防潮、防虫、防鼠等措施一定要保证。因此，药品监督管理部门的职责就是严格按照规定要求，对医院药品储存保管设施进行监管。

（四）对药品从业人员的监督

一般来说，医院药剂人员的整体业务素质还是比较高的，但与法律法规的要求还有较大差距。所以应加强对药品从业人员的监督，强化其对药品管理的意识，以保证药品质量与医疗质量。

二、医院麻醉药品监督要点

麻醉药品是一类连续使用后易产生身体和精神依赖性、能成瘾的药品。加强医院麻醉药品的监督，是药品监督工作的一项重要内容。医院是麻醉药品采购、使用量最多的单位，对医院麻醉药品的应用与管理的监督，不仅关系到患者的身心健康，也影响着社会安定。医院麻醉药品监督的要点有以下几点。

（一）必须正确使用麻醉药品

医院麻醉药品只能用于本院医疗、教学和科研的需要，禁止非法使用、储存、转让或借用麻醉药品。医院必须正确合理地使用麻醉药品，严防患者产生对此类药品的依赖性，杜绝事故漏洞。

（二）必须正确区别麻醉药与麻醉药品

临床上用于全身或局部麻醉的药品是指能暂时地引起不同程度的意识和感觉消失，或者在低浓度时能阻断神经传导，使机体特定部位痛觉暂时性、可逆性丧失，是便于医疗处理或手术而不会遗留神经损害的药物，如乙醚、硫喷妥钠、丁卡因等，无依赖性，均属普通药品。而特殊管理的麻醉药品连续使用后易产生身体和精神依赖性、能成瘾癖，危害人体健康，如吗啡类镇痛药，它们能作用于吗啡受体而发挥镇痛作用。二者在管理上不可混淆。

（三）麻醉药品必须使用专用的处方笺

麻醉药品处方要专用，应书写完整，字迹清晰，签写开方医生姓名，配方应严格核对，配方和核对人均应签名，并建立麻醉药品处方登记册，医务人员不能为自己开处方使用麻醉药品。

第四节　抗菌药物的临床应用与管理

《抗菌药物临床应用指导原则（2015 年版）》中对抗菌药物治疗性应用、预防性应用和在特殊病理、生理状况患者中应用三个方面进行了相应规定。

一、抗菌药物治疗性应用的基本原则

（一）抗菌药物应用指征

根据患者症状、体征及血、尿常规等实验室检查结果，初步诊断为细菌感染者，以及经病原学检查确诊为细菌感染者方有指征应用抗菌药物；由真菌、支原体、衣原体、螺旋体、立克次体等病原微生物所致的感染亦有指征应用抗菌药物。缺乏细菌及上述病原微生物感染的证据，诊断不能成立者，以及病毒感染者，均无指征应用抗菌药物。

（二）尽早查明病原菌

根据病原菌种类及药物敏感试验（简称药敏试验）结果选用抗菌药物：抗菌药物品种的选用，原则上应根据病原菌种类及病原菌对抗菌药物敏感或耐药，即药敏试验的结果而定。住院患者必须在开始抗菌治疗前，先留取相应标本，并立即送细菌培养，以尽早明确病原菌和药敏试验结果；门诊患者可以根据病情需要开展药敏试验工作。

危重患者在未获知病原菌及药敏试验结果前，可根据患者的发病情况、发病场所、原发病灶、基础疾病等推断最可能的病原菌，并结合当地细菌耐药状况先给予抗菌药物经验性治疗，获知细菌培养及药敏试验结果后，对疗效不佳的患者调整给药方案。如对入住 ICU 的社区获得性肺炎患者，如有结构性肺部疾病（如支气管扩张、肺囊肿、弥漫性泛细支气管炎等）、应用糖皮质激素（泼尼松＞ 10 mg/d）、过去 1 个月中广谱抗生素应用＞ 7 天、营养不良、外周血中性粒细胞计数＜ 1×10^9/L 等情况时，应考虑有铜绿假单胞菌感染危险因素，可选用具有抗铜绿假单胞菌活性的抗菌药物。

（三）按照药物的抗菌作用特点及其体内过程特点选择用药

各种抗菌药物的药效学（抗菌谱和抗菌活性）和人体药动学（吸收、分布、代谢和排泄过程）特点不同，因此各有不同的临床适应证。临床医生应根据各种抗菌药物的上述特点，按临床适应证正确选用抗菌药物。如第一代头孢菌素对革兰阳性菌具有良好的抗菌活性，适用于治疗革兰阳性菌感染及预防手术切口感染，第三代头孢菌素对革兰阴性菌具有良好的抗菌活性，适用于治疗革兰阴性菌感染及预防行阑尾手术、结直肠手术、肝胆系统手术、胸外科手术（食管、肺）等手术时的污染或手术部位感染。

（四）抗菌药物治疗方案应综合各方面情况制订

根据病原菌、感染部位、感染严重程度和患者的生理、病理情况制订抗菌药物治疗方案，包括抗菌药物的选用品种、剂量、给药次数、给药途径、疗程及联合用药等。在制订治疗方案时应遵循下列原则。

1. 品种选择

根据病原菌种类及药敏试验结果选用抗菌药物。如对甲氧西林耐药的金黄色葡萄球菌感染，应首先选用糖肽类抗生素。

2. 给药剂量

应按各种抗菌药物的治疗剂量范围给药。治疗重症感染（如败血症、感染性心内膜炎等）和抗菌药物不易达到的部位的感染（如中枢神经系统感染等），抗菌药物剂量宜较大（治疗剂量范围高限）；而治疗单纯性下尿路感染时，由于多数药物尿药浓度远高于血药浓度，则可应用较小剂量（治疗剂量范围低限）。

3. 给药途径

轻症感染可接受口服给药者，应选用经口服吸收完全的抗菌药物，不必采用静脉或肌内注射给药。重症感染、全身性感染患者初始治疗应予静脉给药，以确保药效；病情好转能口服时应及早转为口服给药。

应尽量避免抗菌药物的局部应用。皮肤黏膜局部应用抗菌药物后，很少被吸收，在感染部位不能达到有效浓度，反易引起过敏反应或导致耐药菌产生，因此治疗全身性感染或脏器感染时应避免局部应用抗菌药物。抗菌药物的局部应用只限于少数情况，例如全身给药后在感染部位难以达到治疗浓度时可加用局部给药作为辅助治疗。某些皮肤表层及口腔、阴道等黏膜表面的感染可采用抗菌药物局部应用或外用，但应避免将主要供全身应用的抗菌药物作为局部用药。局部用药宜采用刺激性小、不易吸收、不易导致耐药性和不易致过敏反应的抗菌药物，青霉素类、头孢菌素类等易产生过敏反应的药物不可局部应用。氨基糖苷类等耳毒性药不可局部滴耳。

4. 给药次数

为保证药物在体内能最大程度地发挥药效，杀灭感染灶病原菌，应根据药动学和药效学相结合的原则给药。青霉素类、头孢菌素类和其他 β- 内酰胺类抗生素、红霉素、克林霉素等消除半衰期短者，应一日多次给药。氟喹诺酮类、氨基糖苷类抗生素等可一日给药一次（重症感染者例外）。

5. 疗程

抗菌药物疗程因感染不同而异，一般宜用至体温正常、症状消退后 72 ~ 96 小时，特殊情况，特殊处理。但是败血症、感染性心内膜炎、化脓性脑膜炎、伤寒、布鲁菌病、骨髓炎、溶血性链球菌咽炎和扁桃体炎、深部真菌病、结核病等需较长的疗程方能彻底治愈，并防止复发。

6. 抗菌药物的联合应用要有明确指征

单一药物可有效治疗的感染，不需联合用药，仅在下列情况时联合用药：①病原菌尚未查明的严重感染，包括免疫缺陷者的严重感染。②单一抗菌药物不能控制的需氧菌及厌氧菌混合感染，2种或2种以上病原菌感染。③单一抗菌药物不能有效控制的感染性心内膜炎或败血症等重症感染。④需长程治疗，但病原菌易对某些抗菌药物产生耐药性的感染，如结核病、深部真菌病。

由于药物协同抗菌作用，联合用药时应将毒性大的抗菌药物剂量减少，如两性霉素B与氟胞嘧啶联合治疗隐球菌性脑膜炎时，前者的剂量可适当减少，从而减少其毒性反应。联合用药通常采用2种药物联合，3种及3种以上药物联合仅适用于个别情况。此外，必须注意联合用药后药物不良反应将增多。

二、抗菌药物预防性应用的基本原则

（一）内科及儿科预防用药

用于预防1种或2种特定病原菌入侵体内引起的感染，可能有效；如目的在于防止任何细菌入侵，则往往无效。

预防在一段时间内发生的感染可能有效；长期预防用药，常不能达到目的。

患者原发疾病可以治愈或缓解者，预防用药可能有效。原发疾病不能治愈或缓解者（如免疫缺陷者），预防用药应尽量不用或少用。对免疫缺陷患者，宜严密观察其病情，一旦出现感染征兆时，在送检有关标本做培养的同时，首先给予经验治疗。

以下情况通常不宜常规预防性应用抗菌药物：普通感冒、麻疹、水痘等病毒感染性疾病，昏迷、休克、中毒、心力衰竭、肿瘤、应用肾上腺皮质激素等患者。

（二）外科手术预防用药

1. 外科手术预防用药目的

预防手术后切口感染，以及清洁—污染或污染手术后手术部位感染及术后可能发生的全身性感染。

根据外科手术切口微生物污染情况，外科手术切口分为清洁切口、清洁—污染切口、污染切口、感染切口。具体如下：①清洁切口，手术未进入感染炎症区，未进入呼吸道、消化道、泌尿生殖道及口咽部位。②清洁—污染切口，手术进入呼吸道、消化道、泌尿生殖道及口咽部位，但不伴有明显污染。③污染切口，手术进入急性炎症但未化脓区域；开放性创伤手术；胃肠道、尿路、胆道内容物及体液有大量溢出污染；术中有明显污染（如开胸心脏按压）。④感染切口，有失活组织的陈旧创伤手术；已有临床感染或脏器穿孔的手术。

2. 外科手术预防用药基本原则

根据手术野有否污染或可能污染，决定是否预防性应用抗菌药物。具体如下：①清洁手术。手术野为人体无菌部位，局部无炎症、无损伤，也不涉及呼吸道、消化道、泌尿生殖道等人体与外界相通的器官。手术野无污染，通常不需预防性应用抗菌药物，仅在手术范围大、时间长、污染机会增加时可考虑预防用药。例如手术涉及重要脏器，一旦发生感染将造成严重后果者，如头颅手术、心脏手术、眼内手术等；异物植入手术，如人工心瓣膜植入、永久性心脏起搏器放置、人工关节置换等；高龄或免疫缺陷者等高危人群。②清洁—污染手术。上下呼吸道、上下消化道、泌尿生殖道手术，或经以上器官的手术，如经口咽部大手术、经阴道子宫切除术、经直肠前列腺手术，以及开放性骨折或创伤手术。由于手术部位存在大量人体寄殖菌群，手术时可能污染手术野引起感染，故此类手术需预防性应用抗菌药物。③污染手术。如由于胃肠道、尿路、胆道体液大量溢出或开放性创伤未经扩创等已造成手术野严重污染的手术。此类手术需预防性应用抗菌药物。④术前已存在细菌感染的手术，如腹腔脏器穿孔性腹膜炎、脓肿切除术、气性坏疽截肢术等，属抗菌药物治疗性应用，不属预防应用范畴。

3. 外科预防性应用抗菌药物的选择

抗菌药物的选择视预防目的而定。为预防术后切口感染，应针对金黄色葡萄球菌选用药物。预防手术部位感染或全身性感染，则需依据手术野污染或可能的污染菌种类选用，如结肠或直肠手术前应选用对大肠埃希菌和脆弱拟杆菌有效的抗菌药物。选用的抗菌药物必须是疗效肯定、安全、使用方便及价格相对较低的品种。

4. 外科预防性应用抗菌药物的给药方法

接受清洁手术者，在术前 0.5~2 小时给药，或麻醉开始时给药，使手术切口暴露时，局部组织中已达到足以杀灭手术过程中入侵切口的细菌的药物浓度。如果手术时间超过 3 小时，或失血量 > 1 500 mL，手术中可给予第 2 剂。抗菌药物的有效覆盖时间应包括整个手术过程和手术结束后 4 小时，总的预防用药时间不超过 24 小时，个别情况可延长至 48 小时。手术时间较短（< 2 小时）的清洁手术，术前用药一次即可。清洁—污染手术预防用药时间亦为 24 小时，必要时延长至 48 小时。污染手术可依据患者情况适当延长预防用药时间。对手术前已形成感染者，抗菌药物使用时间应按治疗性应用来定。

第五节 特殊药品的管理

一、麻醉药品和精神药品的管理

（一）麻醉药品和精神药品的使用管理

1. 购进管理

药品生产企业需要以麻醉药品和第一类精神药品为原料生产普通药品的，应当向所在地省、自治区、直辖市人民政府药品监督管理部门报送年度需求计划，由省、自治区直辖市人民政府药品监督管理部门汇总，上报国务院药品监督管理部门批准后，向定点生产企业购买。药品生产企业需要以第二类精神药品为原料生产普通药品的，应当将年度需求计划报所在地省、自治区、直辖市人民政府药品监督管理部门，并向定点批发企业或者定点生产企业购买。

食品、食品添加剂、化妆品、油漆等非药品生产企业需要使用咖啡碱作为原料的，应当经所在地省、自治区、直辖市人民政府药品监督管理部门批准，向定点批发企业或者定点生产企业购买。

研究、教学单位需要使用麻醉药品和精神药品开展实验、教学活动的，应当经所在地省、自治区、直辖市人民政府药品监督管理部门批准，向定点批发企业或者定点生产企业购买。

需要使用麻醉药品和精神药品的标准品、对照品的，应当经所在地省、自治区、直辖市人民政府药品监督管理部门批准，向获得国务院药品监督管理部门批准的单位购买。

2. 印鉴卡管理

医疗机构需要使用麻醉药品和第一类精神药品的，应当经所在地设区的市级人民政府卫生主管部门批准，取得麻醉药品、第一类精神药品购用印鉴卡（以下称印鉴卡）。医疗机构应当凭印鉴卡向本省、自治区、直辖市行政区域内的定点批发企业购买麻醉药品和第一类精神药品。设区的市级人民政府卫生主管部门发给医疗机构印鉴卡时，应当将取得印鉴卡的医疗机构情况抄送给所在地设区的市级药品监督管理部门，并报省、自治区、直辖市人民政府卫生主管部门备案。省、自治区、直辖市人民政府卫生主管部门应当将取得印鉴卡的医疗机构名单向本行政区域内的定点批发企业通报。

3. 处方管理

（1）处方资格

医疗机构应当按照国务院卫生主管部门的规定，对本单位执业医师进行有关麻醉药品和精神药品使用知识的培训、考核，经考核合格的，授予麻醉药品和第一类精神药品处方资格。执业医师取得麻醉药品和第一类精神药品的处方资格后，方可在本医疗机构开具麻醉药品和第一类精神药品处方，但不得为自己开具该种处方。医疗机构应当将具有麻醉药品和第一类精神药品处方资格的执业医师名单及其变更情况，定期报送所在地设区的市级人民政府卫生主管部门，并抄送给同级药品监督管理部门。医务人员应当根据国务院卫生主管部门制定的临床应用指导原则，使用麻醉药品和精神药品。

具有麻醉药品和第一类精神药品处方资格的执业医师，根据临床应用指导原则，对确需使用麻醉药品或者第一类精神药品的患者，应当满足其合理用药需求。在医疗机构就诊的癌症疼痛患者和其他危重患者得不到麻醉药品或者第一类精神药品时，患者或者其亲属可以向执业医师提出申请。具有麻醉药品和第一类精神药品处方资格的执业医师认为要求合理的，应当及时为患者提供所需麻醉药品或者第一类精神药品。

（2）处方管理

麻醉药品和精神药品专用处方的格式由国务院卫生主管部门规定。执业医师应当使用专用处方开具麻醉药品和精神药品，单张处方的最大用量应当符合国务院卫生主管部门的规定。对麻醉药品和第一类精神药品处方，处方的调配、核对人员应当仔细核对，签署姓名，并予以登记；对不符合本条例规定的，处方的调配、核对人员应当拒绝发药。

医疗机构应当对麻醉药品和精神药品处方进行专册登记，加强管理。麻醉药品和第一类精神药品处方至少保存3年，第二类精神药品处方至少保存2年。

（3）法律责任

具有麻醉药品和第一类精神药品处方资格的执业医师，违反规定开具麻醉药品和第一类精神药品处方，或者未按照临床应用指导原则的要求使用麻醉药品和第一类精神药品的，由其所在医疗机构取消其麻醉药品和第一类精神药品处方资格；造成严重后果的，由原发证部门吊销其执业证书。执业医师未按照临床应用指导原则的要求使用第二类精神药品或者未使用专用处方开具第二类精神药品，造成严重后果的，由原发证部门吊销其执业证书。

未取得麻醉药品和第一类精神药品处方资格的执业医师擅自开具麻醉药品和第一类精神药品处方，由县级以上人民政府卫生主管部门给予警告，暂停其执业活动；造成严重后果的，吊销其执业证书；构成犯罪的，依法追究刑事责任。

处方的调配、核对人员违反规定，未对麻醉药品和第一类精神药品处方进行核对，造成严重后果的，由原发证部门吊销其执业证书。

（二）麻醉药品和精神药品的储存管理

麻醉药品药用原植物种植企业、定点生产企业、全国性批发企业和区域性批发企业以及国家设立的麻醉药品储存单位，应当设置储存麻醉药品和第一类精神药品的专库。该专库应当符合下列要求：①安装专用防盗门，实行双人双锁管理。②具有相应的防火设施。③具有监控设施和报警装置，报警装置应当与公安机关报警系统联网。

全国性批发企业经国务院药品监督管理部门批准设立的药品储存点应当符合上述的规定。麻醉药品定点生产企业应当将麻醉药品原料药和制剂分别存放。麻醉药品和第一类精神药品的使用单位应当设立专库或者专柜储存麻醉药品和第一类精神药品。专库应当设有防盗设施并安装报警装置；专柜应当使用保险柜。专库和专柜应当实行双人双锁管理。麻醉药品药用原植物种植企业、定点生产企业、全国性批发企业和区域性批发企业、国家设立的麻醉药品储存单位以及麻醉药品和第一类精神药品的使用单位，应当配备专人负责管理工作，并建立储存麻醉药品和第一类精神药品的专用账册。药品入库双人验收，出库双人复核，做到账物相符。专用账册的保存期限应当自药品有效期期满之日起不少于5年。第二类精神药品经营企业应当在药品库房中设立独立的专库或者专柜储存第二类精神药品，并建立专用账册，实行专人管理。专用账册的保存期限应当自药品有效期期满之日起不少于5年。

二、医疗用毒性药品的管理

（一）毒性药品的生产管理

《医疗用毒性药品管理办法》规定：毒性药品年度生产、收购、供应和配制计划，由省、自治区、直辖市医药管理部门根据医疗需要制定，经省、自治区直辖市卫生行政部门审核后，由医药管理部门下达给指定的毒性药品生产、收购、供应单位，并抄报卫生部（现称国家卫生健康委员会）、国家医药管理局和国家中医药管理局。生产单位不得擅自改变生产计划自行销售。

药厂必须安排医药专业人员负责药品生产、配制和质量检验，并建立严格的管理制度，严防与其他药品混杂。每次配料，必须经 2 人以上复核无误，并详细记录每次生产所用原料和成品数，经手人要签字备查。所有工具、容器要处理干净，以防污染其他药品。标示量要准确无误，包装容器要有毒药标识。

生产毒性药品及其制剂，必须严格执行生产工艺操作规程，在本单位药品检验人员的监督下准确投料，并建立完整的生产记录，保存五年备查。

在生产毒性药品过程中产生的废弃物，必须妥善处理，不得污染环境。

（二）毒性药品的供应管理

毒性药品的收购、经营，由各级药品监督管理部门指定的药品经营单位负责；配方用药由国营药店、医疗单位负责。其他任何单位或者个人均不得从事毒性药品的收购、经营和配方业务。

收购、经营、加工、使用毒性药品的单位必须建立健全保管、验收、领发、核对等制度；严防收假、发错，严禁与其他药品混杂，要做到划定仓间或仓位，专柜加锁并由专员保管。

毒性药品的包装容器上必须印有毒药标识，在运输毒性药品的过程中，应当采取有效措施，防止发生事故。

（三）毒性药品的使用管理

医疗单位供应和调配毒性药品，必须凭医生签名的正式处方来进行。国营药店凭盖有医生所在的医疗单位公章的正式处方供应和调配毒性药品。每次处方剂量不得超过 2 日极量。

调配处方时，必须认真负责，计量准确，按医嘱注明要求，并由配方人员及具有药师以上技术职称的复核人员签名盖章后方可发出。对处方未注明"生用"的毒性中药，应当付炮制品。如发现处方有疑问时，必须经原处方医生重新审定后再行调配。处方一次有效，取药后处方保存 2 年备查。

科研和教学单位所需的毒性药品，必须持本单位的证明信，经单位所在地县级以上卫生行政部门批准后，供应部门方能发售。

群众自配民间单、秘、验方需用毒性中药，购买时要持有本单位或者城市街道办事处、乡（镇）人民政府的证明信，供应部门方可发售。每次购用量不得超过 2 日极量。

三、高危药品的管理

美国药品安全使用协会（ISMP）对高危药品的定义：由于使用错误而可能对患者造成严重伤害的药品。临床上一般指药理作用显著且迅速、易危害人体的药品，包括高浓度电解质、肌松药及细胞毒药品等。

（一）高危药品的储存与保管

各调剂部门需设置专门药架存放高危药品，不得与其他药品混合存放。护理单元需设高危药品专柜放置。高危药品存放药架（药柜）应标识醒目，设置黑色警示牌提醒药学及护理人员注意。

高危药品实行专员管理：调剂室负责人指定药师以上技术职称专业技术人员负责高危药品的养护、清点等工作，严格按照药品说明书进行储存、保养。护理单元护士长指定专人负责本单元高危药品的管理，保证高危药品质量安全。

加强高危药品的效期管理，做到"先进先出""近效期先用"，确保药品质量。

（二）高危药品的调剂与使用

高危药品使用前要进行充分安全性论证，有确切适应证时才能使用；高危药品的调剂实行双人复核制度，并做到"四查十对"，确保调剂准确无误；护理单元需严格限定使用人员资格，不具备独立值班能力的护士不得独立进行该类药品的配制与使用。护理人员进行该类药品的配制与使用时，必须严格执行查对制度，并进行双人复核，确保配制与使用准确无误。

（三）高危药品的监管

医疗机构的护理单元原则上不常备高危药品（抢救药除外），如确有需要，可少量存放，严格管理；加强高危药品的不良反应监测；药剂科定期对高危药品目录进行更新，并将新引进高危药品信息及时告知相关科室和护理单元；定期对高危药品管理及使用情况进行督导检查，对检查中发现的问题及时分析、反馈、整改。

第四章　常见疾病的药物治疗

第一节　神经系统常见疾病的药物治疗

一、癫痫

（一）概述

癫痫是一种中枢神经系统疾病，特点为突然、短暂、反复发作，表现为意识、运动、精神及脑电图异常。按病因可分为原发性癫痫以及继发于外伤、肿瘤、感染、发育异常或脑血管疾病等的继发性或症状性癫痫。目前癫痫的治疗方法仍以药物治疗为主，而药物选择与病因之间没有密切的关系，主要取决于发作的类型。癫痫主要分为以下 3 类。

1. 部分性发作

从局部起始的发作。可进一步分为：①单纯性，大脑局部异常放电且只扩散至局部，仅表现为局部肢体运动或感觉异常，多无意识障碍，持续 20 ~ 60 秒；②复杂性，也称精神运动型发作，在单纯部分性发作的基础上有意识障碍，持续 30 秒至 2 分钟；③继发泛化性，从局部起始扩展为全身性。

2. 全身性发作

异常放电涉及全脑，患者突然意识丧失。全身性发作又分为强直阵挛性发作（原称大发作）、失神发作（原称小发作）、不典型小发作、强直发作、阵挛发作和无张力发作。其中大发作首先出现全身强直性痉挛，然后阵发性抽搐，一般持续数分钟。如大发作频繁，患者可持续昏迷，此为癫痫持续状态。小发作多见于儿童，表现为短暂的意识丧失，突然瞪目直视，手中物落地，无抽搐，持续 5 ~ 20 秒。

3. 不能分类的癫痫发作

由于资料不充足或不完全，按现有分类标准无法归类的癫痫发作，如婴儿痉挛症、偏侧性发作等。

（二）药物治疗

1. 治疗原则

（1）根据病情、发作类型和药物特点选药

大多抗癫痫药具有明确的适应证，不同发作类型的患者应选择不同的抗癫痫药，因此，正确诊断发作类型对癫痫的药物治疗的有效性至关重要。

（2）尽量采用单药疗法

常用抗癫痫药都有一定的不良反应甚至毒性，为了减轻不良反应，一般采用单一药物治疗。如一种药物无效，应考虑换药。只有在多种药物单用均无良效，或为拮抗原用药物的重要不良反应的情况下，才考虑联合用药。

（3）适当的用法及用量

药物选定后，自小剂量开始，逐渐增量到出现理想效果而不产生严重不良反应的有效剂量。一般开始阶段以 1/3 或 1/2 量用 1 周，如无特殊不良反应可加至足量。当药物已用到通常的最大剂量，或血药浓度已达高值，或出现不良反应，但疗效不佳者可考虑换药。换药时应逐步加用新换药，而原用药物逐步减量退出，切不可突然停药，应有 3～7 日的过渡时间。病程越长，用药剂量越大，用药时间越长，则减量越慢。完全癫痫停止发作 2～5 年（失神发作完全控制后 1 年），脑电图检查无痫性放电，可考虑停药，1～2 年逐渐减药。如有复发，则需恢复原药量。

（4）监测血药浓度，及时调整剂量

苯妥英钠、卡马西平、丙戊酸钠和乙琥胺等抗癫痫药的有效浓度和中毒浓度较接近，且有些药物的血药浓度个体差异较大，故用药时最好监测血药浓度。依据疗效及不良反应表现，调整用药方案。

2. 药物治疗机制与常用药物

药物治疗机制：抗癫痫药主要通过直接抑制病灶神经元过度放电或遏制异常放电向周围正常神经组织扩散，从而控制癫痫的发作。其作用机制可能与增强脑内 γ- 氨基丁酸（GABA）介导的抑制作用或干扰 Na^+、Ca^{2+}、K^+ 等离子通道有关。

常用药物如下。

（1）苯妥英钠

①体内过程：苯妥英钠口服吸收慢而不规则，达峰浓度时间可早于 3 小时，也可迟于 12 小时。不同制剂的生物利用度显著不同，且有明显的个体差异。由于本品呈强碱性（pH 值为 10.4），刺激性大，故不宜肌注。癫痫持续状态时可静注。血浆蛋白结合率约 90%，60%～70% 在肝内质网中代谢为无活性的对羟基苯基衍生物，以原形随尿排出者不足 5%。消除速率与血浆浓度有密切关系。药物血浆浓度低于 10 μg/mL 时，按一级动力学消除；高于此浓度按零级动力学消除，$t_{1/2}$ 明显延长，血药浓度与剂量不成比例地迅速升高，容易出现毒性反应。

由于常用量时血浆浓度有较大个体差异，又受诸多因素影响，最好在临床药物监控下给药。一般规律用药后达到稳态血药浓度的时间，在成人需要 2 ~ 3 周，在儿童为 8 ~ 15 日。

②药理作用与临床应用：本品不能抑制癫痫病灶的异常放电，但可阻止异常高频放电向周围正常神经组织扩散。本品的特点是抗癫痫效应显著，镇静作用轻微。对大发作临床疗效好，对局限性发作和精神运动性发作疗效次之，对小发作无效，是治疗癫痫大发作和局限性发作的首选药物之一，禁用于小发作。

③不良反应与注意事项：苯妥英钠是低毒的抗癫痫药物，主要不良反应如下。

第一，一般刺激症状。本药局部刺激性较大，口服可引起恶心、呕吐和腹痛等胃肠道症状，饭后服用可减轻这些反应。静注可致静脉炎。

第二，神经系统反应。血药浓度大于 20 μg/mL 时可见眩晕、共济失调、眼球震颤、复视、精神错乱等反应，血药浓度在 50 μg/mL 以上出现昏睡甚至昏迷。儿童可见反常反应如多动、兴奋、注意涣散和冲动等，多见于有脑器质性病变者。剂量降低时，这些症状在 1 ~ 2 周消失，在儿童血药浓度长期处于中毒范围时，可发生永久性小脑功能损伤。

第三，过敏反应。较少见。可见皮疹、皮肤瘙痒、粒细胞缺乏等症状，停药后则消失，偶有剥脱性皮炎、肝损害等严重不良反应。

第四，慢性毒性反应。长期应用苯妥英钠可引起诸多慢性毒性反应：久用后常见胶原代谢障碍，引起结缔组织增生，导致齿龈增生；久服可致叶酸吸收及代谢障碍，还可抑制二氢叶酸还原酶，可发生巨幼细胞贫血；引起低钙血症、佝偻病、骨软化和骨质疏松症，多见于用药和饮食不当、日光照射不足者，可补充维生素 D。

第五，其他。妊娠早期用药偶见畸胎，静注过快可引起心律失常、血压下降等。

（2）卡马西平

卡马西平是一种相对安全、高效、广谱、没有认知功能方面不良反应的广谱抗癫痫药。对精神运动性发作疗效较好，可作为首选。对大发作也有效，对小发作及局限性发作疗效差。作用机制与苯妥英钠相似，可阻滞钠离子通道，抑制癫痫灶及周围神经元放电。治疗神经痛效果优于苯妥英钠，对三叉神经痛等当为首选对症治疗的药物。还可用于预防或治疗躁狂症、抑郁症等。

不良反应常见为头晕、嗜睡、口干、恶心、呕吐、消化不良、食欲改变、腹胀、便秘等，多为轻微及一过性的反应，一般不需停药。服用卡马西平的患者中有少部分有肝功能异常，多为一过性、可逆性表现，少有引起急性胆管炎、胆汁阻塞性黄疸的症状。极少数服药患者可发生药疹，皮肤损害最常见的为湿疹、皮肌炎、剥脱性皮炎等，一旦出现上述不良反应，应立即停药，使用激素及对症处理后一般都可痊愈。

（3）丙戊酸

丙戊酸为广谱抗癫痫药，临床上对各类型癫痫都有一定的疗效。对小发作疗效优于乙琥胺，但因有肝毒性，不作为首选；是治疗大发作伴有小发作的首选药物；对其他药物未能控制的顽固癫痫有时候可能奏效。不良反应有胃肠道反应，小剂量开始和餐后用药可使症状减轻，也可引起轻微的血细胞减少。严重的不良反应为肝脏受损，在年龄较小（2岁以下）、多种抗癫痫药物合用和有家族易感性的患者容易发生，常在用药后3~6个月出现，应定期检查肝功能，因此肝病患者禁用。

（4）苯巴比妥

对癫痫灶异常高频放电及其向周围正常神经组织扩散均有抑制作用，呈现广谱抗癫痫作用。临床主要用于治疗大发作及癫痫持续状态，对局限性发作及精神运动性发作也有效。因其中枢神经抑制明显，不作为治疗癫痫的首选药物。

（5）苯二氮䓬类

常用包括地西泮、氯硝西泮和硝西泮。地西泮是治疗癫痫持续状态的首选药；氯硝西泮对各型癫痫均有效，尤以对小发作、肌阵挛发作和不典型小发作为佳；硝西泮主要用于肌阵挛发作、不典型小发作和婴儿癫痫。

地西泮治疗癫痫持续状态和严重频发性癫痫时的用药方法及剂量为：成人每次10~20 mg，注射宜慢，不超过2 mg/min。小儿按0.3~0.5 mg/kg计，5岁以下每次不超过5 mg。5岁以上每次不超过10 mg，由于作用时间短，必须同时用苯妥英钠等维持治疗。

氯硝西泮成人常用量：片剂口服，成人4~8 mg/d，最大可达12 mg/d，儿童每日0.01~0.03 mg/kg开始，渐增到0.1~0.2 mg/kg。静注：成人每次1.0~4.0 mg，儿童为0.05~0.10 mg/kg，注射宜慢。

（6）乙琥胺

乙琥胺可对抗戊四氮引起的阵挛性惊厥。毒性较小，是临床治疗癫痫小发作的首选药物。对伴有大发作的患者，乙琥胺不能单独使用，必须和苯巴比妥或苯妥英钠合用。主要不良反应是胃肠道症状，偶见嗜睡、头痛、共济失调、头晕、皮疹，骨髓抑制罕见。剂量过大可致小发作的频率增加。给药剂量为20~40 mg/kg，3~6岁为250 mg/d，6岁以上的儿童及成人为500 mg/d，一次口服。以后可酌情渐增剂量，每4~7日增加250 mg，直至满意控制症状而不良反应最小为止。如6岁以上儿童日剂量超过0.75 g时或成人日剂量达2 g时，需分次服药。

二、帕金森病

（一）概述

帕金森病又称震颤麻痹，是锥体外系运动障碍综合征，是一种慢性、进行性神经元变性疾病。帕金森病的病因复杂，但是发生运动障碍的决定因素是黑质—纹状体的多巴胺（DA）缺乏，胆碱能神经相对占优势，从而导致锥体外系功能亢进。药物治疗可明显改善骨骼肌功能，降低死亡率。常用的抗帕金森病药分为拟多巴胺类和胆碱受体阻断药两类。

（二）药物治疗

1. 治疗原则

帕金森病发病早期，一般采用体育锻炼、营养疗法等非药物治疗的方法，当帕金森病影响到日常生活和工作时就开始采用药物治疗。采用药物治疗时，应先从小剂量开始，缓慢增加剂量。治疗方案应个体化。

2. 药物治疗机制与常用药物

帕金森病的治疗应平衡多巴胺和乙酰胆碱（ACh）的量。可以从提高多巴胺神经活性以及抗胆碱两个主要方面着手。提高多巴胺神经活性可以通过以下途径和药物实现：补充多巴胺、抑制多巴胺代谢、激动多巴胺受体、促进多巴胺释放。抗胆碱通过抑制中枢胆碱能受体实现。

（1）左旋多巴

①药理作用

抗帕金森病作用：左旋多巴本身不具有药理作用，入脑后转变为 DA，进而使帕金森病患者黑质—纹状体处的 DA 与 ACh 两种神经递质趋于平衡，改善其临床症状。目前认为该药对帕金森病的治疗作用主要是通过其激动 D_2 受体而实现的。

对内分泌系统的影响：DA 直接作用于垂体腺细胞，可刺激释放催乳素释放抑制素，进而减少催乳素的分泌。

②临床应用

抗帕金森病：对肌僵直和运动困难疗效较好，对肌震颤疗效差；对轻症及年轻患者疗效好，对重症及老年患者疗效差；对吩噻嗪类等抗精神病药所引起的帕金森综合征无效。

治疗肝性脑病：使肝性脑病患者清醒，但不能改善肝功能。

③用法用量

应从小剂量开始，缓慢增量。开始每日用 0.25～0.50 g，分 2～3 次服。以后每隔 2～4 日增加为每日 0.25～0.50 g，直至疗效显著而不良反应不明显为止，一般用量为每日 2.0～4.5 g，最大不超过每日 5 g。每日剂量在 3 g 以上时宜分 4～6 次服用。左旋多巴如与外周多巴脱羧酶抑制剂合用，可大大缩减左旋多巴用量，只需约每日 0.6 g，最多不超过每日 2 g。

（2）卡比多巴

卡比多巴为较强的 L- 芳香族氨基酸脱羧酶抑制药，但不能穿透血脑屏障。因此与左旋多巴合用可减少外周的 DA 生成，从而减少左旋多巴的不良反应，同时使更多的左旋多巴进入脑，而增强其疗效。卡比多巴单用无效，临床上通常将卡比多巴与左旋多巴按 1∶10 或 1∶4 的比例配伍制成复方制剂。左旋多巴和卡比多巴合用是帕金森病的标准疗法。

（3）司来吉兰

司来吉兰能迅速通过血脑屏障，低剂量（10 mg/d）可选择性抑制中枢神经系统 B 型单胺氧化酶（MAO-B），可减少纹状体中 DA 的降解；此外，本药有抗氧化应激作用，可抑制 DA 氧化应激过程中自由基的形成，从而保护黑质 DA 能神经元，延缓帕金森病的发展。司来吉兰可增强左旋多巴的疗效，延长其作用持续时间，减少其剂量和不良反应，对"开关现象"有效，但可加重运动障碍和精神症状。

本品可增强并延长左旋多巴的作用，减少后者的剂量及不良反应，使左旋多巴所致的"开关现象"消失。开始时每日清晨服药 1 次，需要时增至每日上午及下午各 1 次，每次 5 mg。

（4）溴隐亭和培高利特

溴隐亭和培高利特均为麦角胺的衍生物，有相似的治疗作用和不良反应。溴隐亭对 D₂ 受体有较强的激动作用，对 D₁ 受体为部分激动剂；培高利特对 D₂ 和 D₁ 受体均有激动作用。与溴隐亭相比，培高利特的疗效较好，不良反应较少。起初治疗，溴隐亭和培高利特易引起严重的高血压、恶心和疲劳症状，因而起始剂量应小，增加剂量速度应慢，需数周或数月。

（5）金刚烷胺

金刚烷胺对各型帕金森病均有效，其疗效强于抗胆碱药，弱于左旋多巴。并与左旋多巴有协同作用。其抗帕金森病作用可能与其促进患者黑质—纹状体内残存的 DA 能神经末梢释放 DA，并抑制神经元的 DA 再摄取有关。成人每次口服 100 mg，每日 1～2 次，每日最大量为 400 mg。本药 2～3 日起效，连用 6～8 周疗效减弱。对少动、僵直效果较好，对震颤的效果较差。本药不良反应较轻，可出现失眠、食欲下降，但这是暂时和可逆的。与抗胆碱药合用可引起幻觉、噩梦和精神异常等。有癫痫病史、心力衰竭和肾功能不全者禁用。若服用 1 周无效者应停药，不应加量或长期使用。

（6）苯海索

苯海索通过阻断胆碱受体而减弱黑质—纹状体通路中 ACh 的作用，用于帕金森病轻度患者，亦用于不能耐受或禁用左旋多巴的患者。缓解震颤效果好，改善僵直、动作迟缓疗效较差。成人第一日口服 1～2 mg，以后每 3～5 日增加 2 mg，直至疗效最好而又不出现不良反应为止，分 3～4 次服用。一般一日不超过 10 mg，剂量为 20 mg/d。老年患者酌情减量，可与左旋多巴合用。常见的不良反应有瞳孔散大、睫状肌麻痹、心动过速、口干、便秘、尿潴留等。对前列腺增生和青光眼者禁用；慎用于 70 岁以上老年人，易引起记忆和认知功能减退。

三、老年痴呆

（一）概述

1. 老年痴呆的定义和类型

老年痴呆是指老年期认知功能的持续衰退，分为阿尔茨海默病、血管性痴呆、混合性痴呆。这里主要介绍阿尔茨海默病的药物治疗。

2. 老年痴呆的病因和发病机制

阿尔茨海默病病因和发病机制仍不明确,可能与下列因素有关。

（1）遗传因素

一般认为,早期发病的阿尔茨海默病是遗传性的,而晚期发病的阿尔茨海默病为散发的。β 淀粉样蛋白前体基因位于第 21 对染色体,该染色体异常可能与阿尔茨海默病淀粉样斑块形成有关。散发的、晚期发病的阿尔茨海默病患者与位于第 19 对染色体上的脂蛋白 E 基因异常有关,脂蛋白 E 使神经细胞膜的稳定性降低,导致神经元纤维缠结和细胞死亡。

（2）非遗传因素

如炎症和免疫增强学说、氧化应激学说、胆碱能损伤学说、铝中毒假说等。

（二）阿尔茨海默病的药物治疗

1. 治疗原则

目前没有任何治疗可以治愈阿尔茨海默病或逆转阿尔茨海默病的病理化,治疗首要目的是尽量维持阿尔茨海默病患者现有的认知功能,然后纠正阿尔茨海默病所伴有的精神和行为的异常。

2. 用于维持认知功能的药物

（1）胆碱酯酶抑制剂

中枢胆碱能神经功能在学习记忆维持中有重要作用。阿尔茨海默病患者中枢胆碱能神经系统的损伤更为显著,尤其是位于前脑底部的核团与知识的整合过程有关,它的神经细胞的轴突主要投射到前脑和海马,因而可以通过增大中枢胆碱能神经突触间的传导来改善认知功能。

①他克林

他克林是第一个用于阿尔茨海默病的胆碱酯酶抑制剂,由于其严重的不良反应,尤其是肝毒性,他克林很快就被其他不良反应小的胆碱酯酶抑制剂所取代。

②多奈哌齐

多奈哌齐为哌啶衍生物,是第二代胆碱酯酶抑制剂,是美国食品药品监督管理局（FDA）批准治疗阿尔茨海默病的第二个药物。对乙酰胆碱酯酶的抑制能力强于对丁酸胆碱酯酶的抑制,此选择性使它的外周作用大大小于非选择性抑制剂,这是多奈哌齐与他克林的疗效相似,但由于不良反应小,患者易耐受的主要原因。多奈哌齐用于治疗轻度和中度的阿尔茨海默病患者。每晚睡前服用 2.5 ~ 5 mg,至少维持 1 个月,最大剂量为 10 mg/d,3 ~ 6 个月为 1 个疗程。如服药后出现严重失眠者可改为晨服。对重度阿尔茨海默病患者的疗效尚待进一步研究。不良反应为典型的胆碱神经功能增强的表现,如恶心、呕吐和腹泻,通常为一过性。对多奈哌齐和哌啶衍生物过敏的人应禁用多奈哌齐。患有室上性传导异常、胃溃疡和哮喘的患者,胆碱酯酶抑制剂的使用要慎重。多奈哌齐有可能增强琥珀酰胆碱类肌肉松弛药的作用，也不应与其他抑制乙酰胆碱降解的药物同时应用，包括中草药，例如一些石松属的苔藓植物。

利凡斯的明和加兰他敏也是第二代胆碱酯酶抑制剂，其他还有如毒扁豆碱、石杉碱甲，它们与多奈哌齐的疗效相似。缓释型胆碱酯酶抑制剂毒扁豆碱引起恶心、呕吐和腹泻的发生率高。

（2）抗氧化剂

根据阿尔茨海默病的病理生理变化，人们逐渐对抗氧化剂产生了兴趣。维生素 E 和塞利吉林单用、联合使用均可。由于维生素 E 不良反应小，价格便宜，可长期使用。

（3）雌激素

动物和体外实验表明，雌激素受体在脑内分布于阿尔茨海默病的病理变化区域，且雌激素具有促进神经细胞生长和防止氧化损伤、增加胆碱摄取能力、增高乙酰胆碱转移酶水平、上调脑内与新记忆形成有关区域 N– 甲基 –D– 天冬氨酸（NMDA）受体表达水平的作用。绝经期使用雌激素替代治疗的妇女中，阿尔茨海默病的发病率低于不用雌激素者。但应注意，使用雌激素可能有引起子宫内膜癌和乳腺癌的风险。

（4）非甾体抗炎药

非甾体抗炎药具有防治阿尔茨海默病的作用。可以应用吲哚美辛、阿司匹林进行治疗，但要注意该类药物可能引起胃炎和胃肠道出血的不良反应。

3. 用于改善非认知功能症状的药物

大多数阿尔茨海默病患者在病程的某一阶段中，常伴有精神神经症状。控制病情对患者本身和他们的家庭成员都极为重要。由于阿尔茨海默病患者脑内神经细胞的大量死亡和特有的病理变化，若常规使用此类药物可能无效，应低剂量使用并仔细观察。

在阿尔茨海默病患者中常应用的抗抑郁药有西酞普兰、去甲丙咪嗪、去甲替林、氟西汀、舍曲林和帕罗西汀等；常用的抗精神病药有利培酮、氟哌啶醇和硫利达嗪等；常用的抗惊厥药有卡马西平和丙戊酸。

很多抗精神病药有抗胆碱能作用，可能加重阿尔茨海默病的症状，应避免使用。

第二节　呼吸系统常见疾病的药物治疗

一、支气管哮喘

（一）概述

支气管哮喘（简称哮喘）是由多种细胞（如嗜酸性粒细胞、肥大细胞、气道上皮细胞等）和细胞组分参与的气道慢性炎症性疾病。慢性炎症可导致气道高反应性增加，出现广泛多变的可逆性气流受限。临床表现为反复发作的喘息、胸闷或咳嗽等症状，常在夜间和（或）清晨发作、加剧，多数患者可自行缓解或经治疗缓解。

（二）药物分类及常用药物

治疗哮喘的药物分为 2 类。①控制药物：指需要长期每日使用的药物。通过抗炎作用使哮喘维持临床控制，包括吸入性糖皮质激素（ICS）、全身用糖皮质激素、白三烯调节药、长效 β_2 受体激动药、茶碱缓释剂、色甘酸钠、抗 IE 抗体及其他有助于减少全身性激素剂量的药物。②缓解药物：指按需使用的药物。这些药物通过迅速解除支气管痉挛而缓解哮喘症状，包括速效吸入及短效口服 β_2 受体激动药、全身用糖皮质激素、吸入性抗胆碱能药、短效茶碱。

1. 解痉平喘药

（1）β 肾上腺素受体激动药

药理作用及机制：本类药物通过激动支气管平滑肌 β_2 受体，激活腺苷酸环化酶，催化环腺苷酸（cAMP）合成，激活 cAMP 依赖的蛋白酶而松弛支气管平滑肌。同时还能抑制肥大细胞及中性粒细胞释放炎症介质，减少渗出，促进黏液分解，增强气道纤毛运动，有利于缓解或消除哮喘。

临床应用与评价：β 肾上腺素受体激动药可迅速缓解哮喘症状，是治疗急性哮喘的一线药物。非选择性 β 受体激动药如肾上腺素、异丙肾上腺素等易引起较强的心血管不良反应（心脏兴奋、心律失常等），应慎用。选择性 β_2 受体激动药不良反应少，吸入剂型显效快，已成为治疗急性哮喘的首选药。常见药物如沙丁胺醇、特布他林、克伦特罗、福莫特罗等。

长期应用受体激动药可引起支气管平滑肌 β_2 受体下调，敏感性降低，疗效减弱，甚至引起反跳，故不宜长期连续应用。

（2）茶碱类药物

药理作用及机制：茶碱类药物有舒张支气管平滑肌、强心、利尿、扩张血管、兴奋中枢等作用。其平喘机制为：①通过阻断腺苷受体、抑制磷酸二酯酶、促进内源性肾上腺素释放而扩张支气管平滑肌；②低浓度茶碱具有抗炎和免疫调节作用，长期应用小剂量茶碱可抑制肥大细胞、嗜酸性粒细胞等炎症细胞的功能，降低血管通透性，降低气道反应性；③增强呼吸肌收缩力，减轻呼吸道阻塞造成的呼吸肌疲劳，对慢性哮喘患者尤为重要。

临床应用与评价：口服氨茶碱用于轻、中度哮喘发作和维持治疗。一般剂量为每日 6～10 mg/kg。口服控（缓）释型茶碱后昼夜血药浓度平稳，平喘作用可维持 12～24 小时，尤其适用于夜间哮喘症状的控制。与激素和抗胆碱药合用具有协同作用。对哮喘急性发作患者可缓慢静注氨茶碱，速度不宜超过 0.25 mg/（kg·min）。由于茶碱的治疗窗窄，有效血药浓度范围在 6～15 mg/L，而且茶碱代谢有较大的个体差异，故需监测其血药浓度。

不良反应及注意事项：静注过快或浓度过高，可引起心律失常、血压骤降、惊厥、昏迷甚至死亡。茶碱类药物安全范围小，消除速率个体差异大。氟喹诺酮类、红霉素、异烟肼、西咪替丁可抑制茶碱代谢，升高血药浓度；发热、妊娠可以降低茶碱的血药浓度。茶碱属碱性药，应避免与酸性药如维生素 C、四环素配伍静滴。与 β 受体激动药合用易出现心率增快等心律失常，应慎用并适当减少剂量。

（3）抗胆碱药

药理作用及临床应用：吸入抗胆碱药物如异丙托溴铵、氧托溴铵、异丙东莨菪碱等，可阻断 M– 胆碱受体，降低迷走神经张力而舒张支气管。作用较 β 受体激动药弱，起效慢，但长期应用不易产生耐受性，对有吸烟史的老年哮喘患者、伴有迷走神经功能亢进的哮喘和喘息性支气管炎患者有较好疗效。

不良反应及注意事项：常见不良反应为口干、口苦、喉痒、干咳。对妊娠早期、青光眼或前列腺增生的患者慎用。

2. 抗炎平喘药

（1）糖皮质激素类药物

药理作用及机制：糖皮质激素可与其受体结合，调节炎症相关基因的转录，产生强大的抗炎作用。①抑制多种炎症及免疫细胞（中性粒细胞、嗜酸性粒细胞、肺巨噬细胞和肥大细胞、支气管上皮细胞、T 淋巴细胞），降低毛细血管通透性，减少 IgE 等免疫球蛋白的产生；②抑制细胞因子（趋化因子、黏附分子等）与炎症介质（白三烯类、前列腺素类、血小板激活因子等）的产生；③抑制气道高反应性（AHR），降低患者吸入抗原、冷空气及运动后的支气管收缩反应；④增强支气管及血管平滑肌对儿茶酚胺的敏感性，有利于缓解支气管痉挛和黏膜肿胀。

临床应用与评价：糖皮质激素是最有效的控制气道炎症的药物，可多途径给药。

第一，雾化吸入。

常用药有倍氯米松、布地奈德、曲安奈德、氟替卡松、氟尼缩松。药物直接作用于呼吸道，局部抗炎作用强，所需剂量小。研究结果证明，吸入糖皮质激素可有效地减轻哮喘症状，降低 AHR，控制气道炎症，减少哮喘发作频率，降低病死率。

第二，口服。

适用于轻、中度哮喘发作，慢性持续哮喘大剂量吸入糖皮质激素联合治疗无效的患者和作为静脉应用激素治疗后的序贯治疗。一般使用 $t_{1/2}$ 较短的糖皮质激素（如泼尼松、泼尼松龙、甲泼尼龙等）。对激素依赖型哮喘，可采用每日或隔日清晨顿服，以减少对下丘脑—垂体—肾上腺轴的抑制作用。

第三，静脉给药。

严重急性哮喘发作时，静脉给予氢化可的松（400 ~ 1000 mg/d）或甲泼尼龙（80 ~ 160 mg/d）。无激素依赖倾向者可在 3 ~ 5 日停药；有激素依赖倾向者应延长给药时间，控制哮喘症状后改为口服给药，并逐渐减量。

不良反应及注意事项：吸入给药法可引起声音嘶哑、咽部不适和假丝酵母菌感染。吸烟可降低吸入糖皮质激素的疗效。吸药后应及时用清水含漱口咽部。长期高剂量吸入糖皮质激素可能导致全身不良反应（皮肤淤斑、肾上腺功能抑制、骨密度降低、白内障和青光眼等）。

长期口服糖皮质激素可引起骨质疏松症、糖尿病、肥胖症、白内障、青光眼、类肾上腺皮质功能亢进症。对伴有结核病、寄生虫病、骨质疏松症、青光眼、糖尿病、高血压、严重抑郁和消化性溃疡的哮喘患者，全身给予糖皮质激素治疗时应慎重并须密切随访。

（2）白三烯调节药

药理作用及机制：白三烯调节药包括半胱氨酰白三烯受体拮抗药（扎鲁司特、孟鲁司特）和5-脂氧化酶抑制药（齐留通）2类。前者能够选择性与支气管平滑肌上的白三烯类（LTs）受体结合，竞争性阻断LTs的作用。后者通过抑制5-脂氧化酶的活性而抑制LTs的合成，产生抗炎、平喘作用。

临床应用与评价：扎鲁司特为口服长效半胱氨酰白三烯受体拮抗药，用于轻度哮喘，与其他药联合治疗中、重度哮喘，可减少患者每日吸入糖皮质激素的剂量，并提高吸入糖皮质激素的疗效。尤其适用于阿司匹林哮喘、运动性哮喘和伴有过敏性鼻炎的哮喘患者。本品可减轻哮喘症状，改善肺功能，减少哮喘的恶化。但其作用弱于吸入糖皮质激素，也不能取代糖皮质激素。不适于治疗急性哮喘。

齐留通为5-脂氧化酶抑制药，可抑制所有5-脂氧化酶产物的形成，临床应用同扎鲁司特。

不良反应及注意事项：有轻微的头痛、咽炎、鼻炎及胃肠道反应，停药后可消失。妊娠期及哺乳期妇女慎用。齐留通可引起肝损害，需监测肝功能。

3. 抗过敏平喘药

本类药物能稳定肺的肥大细胞膜，抑制过敏活性介质的释放，对炎症细胞也有抑制作用；还能抑制非特异性刺激引起的支气管痉挛；部分药物还能阻断组胺受体，降低哮喘患者的 AHR。

色甘酸钠常用于预防哮喘发作，对变应原已明确的哮喘疗效较好，须在接触变应原前 7~10 日用药；在运动前 15 分钟给药，能预防运动性哮喘。本药需用特殊吸入器粉雾吸入，一般用药 1 个月见效。少数患者吸入色甘酸钠后有咽喉和气管刺激症状，出现胸部紧迫感，甚至诱发哮喘。必要时可同时吸入 β_2 受体激动药。

酮替芬除抑制过敏介质的释放外，还能阻断 H_1 受体；也能预防和逆转 β 受体下调，但平喘作用较弱，临床用于伴有过敏性鼻炎的哮喘患者，对儿童哮喘的疗效较好，一般需用药 12 周以上。部分患者服用酮替芬可见镇静、疲倦、头晕、口干等不良反应。

二、肺炎

肺炎是由不同病原体或其他因素所致的终末气道、肺泡和肺间质的炎症。临床表现为发热、咳嗽、气促、呼吸困难及肺部固定细湿啰音。

（一）抗感染治疗

1. 经验性治疗

根据本地区肺炎病原体流行病学资料，选择可能覆盖病原体的抗菌药。

2. 针对特异性病原体治疗

根据细菌培养和药敏试验结果选择抗菌药。此外，还应根据患者的年龄、有无基础疾病、是否有误吸、住院时间长短和肺炎的严重程度等，选择抗菌药物和给药途径。

（二）对症支持治疗

对重症患者和有并发症患者，应卧床休息，注意保暖；注意补充足够蛋白质、热量及维生素；维持水、电解质、酸碱平衡；吸氧；高热时，给予物理和（或）药物降温；剧烈咳嗽、胸痛可酌情用少量镇咳药和镇痛药；并发休克、心力衰竭者，加用抗休克、抗心力衰竭治疗。

（三）药物治疗选择

1. 肺炎链球菌肺炎

首选青霉素，给药剂量及途径根据病情轻重、有无并发症而定。对青霉素耐药或过敏者，用红霉素或林可霉素，重症者可用头孢菌素类或喹诺酮类药物，多重耐药菌株感染者可用万古霉素。

2. 金黄色葡萄球菌性肺炎

有资料显示，金黄色葡萄球菌产酶率和耐药率均在增高。对金黄色葡萄球菌感染，可选用对酶稳定的苯唑西林或氯唑西林，也可选用耐酶的头孢菌素类或 β− 内酰胺酶抑制剂复方制剂。对于耐甲氧西林金黄色葡萄球菌感染，应选用万古霉素或去甲万古霉素，需注意监测肾功能。

3. 流感嗜血杆菌肺炎

第二代或第三代头孢菌素类、克拉霉素、阿奇霉素及喹诺酮类药物均有效。

4. 军团菌肺炎、支原体肺炎、衣原体肺炎

可选用克拉霉素、阿奇霉素等新大环内酯类抗生素，也可用喹诺酮类，疗效好，不良反应较少。治疗军团菌感染的疗程一般为 2 ~ 3 周。

5. 真菌性肺炎

常选用酮康唑、氟康唑、伊曲康唑、两性霉素 B。

6. 病毒性肺炎

多见于婴幼儿。以对症治疗为主，可选用抗病毒药如利巴韦林、阿昔洛韦、干扰素等。

第三节 消化系统常见疾病的药物治疗

一、胆囊炎

（一）急性胆囊炎

1. 概述

急性胆囊炎是一种常见病，是胆囊管的阻塞、细菌感染和（或）胰液反流入胆道内引起的炎症性疾病。本病采用手术治疗治愈率高。但对于初次发作、病情较轻或无手术指征者，可选用药物治疗。

2. 急性胆囊炎的药物治疗

①给予解痉、止痛药物。解痉使用 33% 硫酸镁溶液 10～30 mL，口服，也可选择阿托品 0.5 mg 或山莨菪碱 10 mg 肌注；疼痛剧烈可肌注 50～100 mg 哌替啶止痛，但必须注意纠正阿片类镇痛药对肝胰壶腹括约肌的兴奋作用，防止胆道内压进一步增加而加重病情。

②抗菌药物治疗。有效抗菌药物的应用是消除症状、促进病情好转、预防菌血症和化脓性并发症的必要手段。通常选用第三代头孢菌素、第三代氟喹诺酮类和大环内酯类抗生素治疗。选用抗菌药物时必须考虑致病菌的药敏试验结果、药物在胆汁中的动力学参数、药物的毒副反应和治疗经济学等因素。

（二）慢性胆囊炎

1. 概述

慢性胆囊炎是指胆囊的慢性炎症。大多数由胆囊结石引起，少数为细菌感染和胆固醇代谢失常所致，亦可由急性胆囊炎反复发作衍化而来。治疗原则：对轻症的非结石性慢性胆囊炎多采取非手术治疗；对经长期药物治疗效果不佳或伴有结石者，主张采用手术治疗；慢性胆囊炎如出现急性发作，则按急性胆囊炎处理。

2. 慢性胆囊炎的药物治疗

慢性胆囊炎治疗常用药物如下。

（1）亮菌甲素

作用与应用：亮菌甲素是一种香豆素化合物，系假密环菌中提取的有效成分之一，能促进胆汁分泌，使胆汁变稀、排出总量增加，利于将小结石、细菌及其代谢物、炎性渗出物等冲出胆道，从而减轻或消除炎症和疼痛；松弛 Oddi 括约肌，利于胆汁流入十二指肠；增强吞噬细胞吞噬作用，提高免疫功能；促进受损的肝细胞修复和再生。适用于急、慢性胆囊炎，急、慢性病毒性肝炎的治疗。此外，还可用于治疗慢性胃炎。

剂量方案：片剂，每片 5 mg。注射剂，每支 1 mg。急性胆道感染：每次 1 ~ 2 mg，每日 3 次，肌注。症状控制后改为每次 1 ~ 2 mg，每日 2 次，疗程 7 ~ 10 日。病毒性肝炎：每次 2 mg，每日 2 次，肌注，疗程 1 个月。慢性胃炎：每次 10 mg，每日 3 次，疗程 2 ~ 3 个月。胆道梗阻者禁用。

（2）羟甲香豆素

作用与应用：羟甲香豆素为香豆素衍生物，能松弛 Oddi 括约肌，产生较强的解痉、镇痛作用，同时可温和、持久地促进胆汁分泌，尚可加强胆囊收缩和抑菌作用，有利于结石排出，对胆总管结石有一定排石效果。本品毒性低，小鼠急性毒性半数致死量为 5 375 mg/kg。用于胆囊炎、胆石症、胆道感染、胆囊术后综合征的治疗。

剂量方案：片剂，每片 0.2 g。胶囊，每粒 0.2 g 或 0.4 g；每次 0.4 g，每日 3 次，餐前服用。大剂量可引起胆汁分泌过度和腹泻。肝功能不全及胆道梗阻者慎用。

（3）去氢胆酸

作用与应用：去氢胆酸为胆酸的衍生物，可明显促进胆汁分泌，且胆汁稀薄，以液状成分为主，利于胆道和胆囊内细菌、毒素、炎性产物、小结石排出，具有清洗、疏通胆道的功能。尚可促进脂肪消化、吸收，但不能增加口服维生素 K 的吸收。

用于治疗胆囊及胆道功能失调，胆囊术后综合征、慢性胆囊炎、胆石症及某些肝脏疾病（如慢性肝炎）。与阿托品或硫酸镁联合可用于排出胆道小结石。

剂量方案：片剂，每片 0.25 g。注射剂，0.5g/10 mL、1 g/5 mL 或 2 g/10 mL。口服，0.25 ~ 15 g/d，每日 3 次；或 0.5 g/d，静注，以后依病情渐增至 2 g/d。

对胆道完全阻塞及严重肝肾功能减退者禁用。长期服用，易产生"肝疲劳"，即胆汁分泌量减少。

（4）利胆酚

作用与应用：利胆酚的作用机制与去氢胆酸相似，能增加肝血流量，改善肝功能，可使胆汁中水分显著增加。利胆作用较去氢胆酸强，也能使肝胰壶腹括约肌松弛。此外，尚有降低血胆固醇作用。用于因胆汁分泌排出障碍引起的胆囊炎、胆道炎、胆石症以及胆囊术后综合征和慢性肝炎等的治疗。

剂量方案：片剂，每片 0.25 g。口服：每次 0.25 ~ 0.50 g，每日 3 次，用量可随年龄、症状等适当增减。

口服偶有恶心、皮疹，静注可有一过性热感等不良反应。与去氢胆酸不同，较长时间服用，未见"肝疲劳"现象。

（5）非布丙醇

作用与应用：非布丙醇有利胆作用，动物实验证明，无论肝实质是否损伤，均可使胆汁分泌增加，且不影响胆汁的成分与浓度；能松弛胆管平滑肌和 Oddi 括约肌，促进胆汁的排出；还能促进血中胆固醇降低。临床主要用于治疗胆囊手术后脂性消化不良。

剂量方案：片剂，每片 50 mg。胶丸，每粒 100 mg。每次 100 ~ 200 mg，每日 3 次，饭前服用。

肝功能不全，胆道梗阻，胃肠肿瘤，胃肠溃疡，肝、胆管及肠道急性炎症患者以及孕妇和哺乳期妇女禁用。老年患者慎用。用药初期会发生腹泻，应减量或必要时停药数日，再由低剂量开始重新用药，后逐渐增加至所需剂量。

（6）苯丙醇

作用与应用：苯丙醇有强大的促进胆汁分泌作用；并有轻微的解痉作用，可松弛 Oddi 括约肌，促进胆汁排出。服后腹胀、腹痛、恶心、厌油等症减轻。尚有促进消化，增加食欲，排出结石，降低血胆固醇等作用。用于治疗胆囊炎、胆道感染、胆石症、胆囊术后综合征和高胆固醇血症等。

剂量方案：胶丸，每粒 0.1 g 或 0.2 g。每次 1 ~ 3 粒，每日 3 次，餐后服用。本品不良反应少，偶有胃部不适，停药后消失。阻塞性黄疸患者禁用。

（7）熊去氧胆酸

作用与应用：熊去氧胆酸（UDCA）可促进胆汁分泌，并使胆汁成分改变，增加胆汁酸、UDCA 含量；能显著降低胆汁中胆固醇及胆固醇酯含量，有利于溶解胆固醇性胆结石；拮抗疏水性胆汁酸的细胞毒性作用，保护肝细胞；并对慢性肝病具有免疫调节作用和抗氧化作用。临床用于防治胆固醇性结石及其所致的胆囊炎、胆管炎、胆汁性消化不良等。必须是对 X 射线能穿透的结石，同时胆囊收缩功能良好者才有效；另可用于治疗胆汁淤积性肝病（如原发性胆汁性肝硬化）和胆汁反流性胃炎。

不良反应：腹泻的发生率约 2%。其他罕见不良反应有便秘、过敏反应、瘙痒、头晕、头痛、腹痛、胰腺炎和心动过缓等。

用法及注意事项：片剂，每片 50 mg。胶囊，每粒 250 mg。胆固醇性胆结石：8 ~ 10 mg/（kg·d），每日 3 次，饭后服；疗程至少 6 个月，6 个月后超声检查及胆囊造影如结石已有部分溶解则继续服药，直至结石完全溶解，如无改善者应停药。原发性胆汁淤积性肝硬化：15 mg/（kg·d）。胆汁反流性胃炎：250 mg，睡前服。

本品忌与考来烯胺、考来替泊、氢氧化铝同服，因其在肠中会形成化合物而阻碍本品吸收，必须间隔 2 小时服用。本品可增加环孢素在肠道的吸收，但降低环丙沙星的吸收，合用时必须注意。急性胆囊炎和胆管炎，胆道完全梗阻和严重肝功能减退者禁用。本品不能溶解胆色素等其他类型结石。

二、炎性肠病

炎性肠病（IBD）指慢性非特异性肠道炎症性疾病。包括溃疡性结肠炎（UC）和克罗恩病（CD）。迄今为止，本病病因与发病机制尚未完全阐明。有学说认为，是包括环境、遗传、感染、免疫等多因素相互作用，致使易感人群肠道免疫反应亢进而引起炎性病变与组织破坏所致。

溃疡性结肠炎的药物治疗如下。

UC 的治疗目的在于尽快控制症状，缓解急性发作，预防复发，防止严重并发症，改善患者生活质量。治疗原则包括：保证休息和饮食营养；注意纠正水、电解质紊乱，加强支持疗法；用药物缓解症状并维持缓解状态；评判手术时机，做好手术治疗的准备。药物治疗主要通过抑制炎症反应与调节免疫功能实现。常用药物：氨基水杨酸类、糖皮质激素类、免疫抑制剂、抗菌药等。其中氨基水杨酸类、糖皮质激素类是目前控制本病最有效的药物。

（一）糖皮质激素类

糖皮质激素类通过抑制磷脂酶 A，阻止炎症介质（前列腺素、白三烯、血栓素等）生成，降低 UC 的炎性反应，缓解急性期症状。本类药物目前是控制 IBD 的有效药物。随着药理学研究的进展，合成了一些具有首过消除作用明显（达 90%）、局部活性强、全身效应很弱的新型糖皮质激素类药物，如布地奈德、氢化可的松、二丙酸倍氯米松等，作为氨基水杨酸制剂疗效不佳的轻、中症及重症又无手术治疗指征的 UC 患者首选药物。

布地奈德的抗炎作用比氢化可的松强约 1 000 倍，比二丙酸倍氯米松强约 2 倍，不仅疗效好，而且几乎无全身不良反应。本品出现后，动摇了一直以来对重症 UC 患者只能短程（6～8 周）使用糖皮质激素类药，症状好转后立即减量、停药，改用氨基水杨酸制剂替代维持疗效的传统疗法。用法：缓释剂 9 mg/d，口服；也可用溶液剂灌肠治疗。

（二）免疫抑制剂

随着医学界对免疫因素在 UC 发病机制中的作用的认识不断深入，免疫抑制剂在本病治疗中得到了重视，常用药有硫唑嘌呤（AZA）、6- 巯基嘌呤（6-MP）、环孢素、甲氨蝶呤（MTX）等。由于本类药不良反应较多，除了胃肠道症状，还引起骨髓抑制和肝损害等严重不良反应，一般仅用于用氨基水杨酸制剂和糖皮质激素类药无效的顽固性 UC 治疗。

硫唑嘌呤从 50 mg/d 开始，逐渐增加为 1.5～2.5 mg/（kg·d）维持；环孢素 5～7.5 mg/（kg·d）；6- 巯基嘌呤（6-MP），从 50 mg/d 开始，逐渐增加至 2 mg/（kg·d）。以上均为口服给药，疗程 1 年。在治疗过程中，应严密观察血常规及肝功能变化。

（三）抗菌药

有报告称，难辨梭状芽孢杆菌产生的外毒素与 UC 的复发和活动有关，副结核分枝杆菌和麻疹病毒感染与 CD 有关，但均未得到证实。关于 IBD 特别是 CD 的发病与正常菌群的异常免疫反应有关的提法为大家所接受，因为动物试验证明在无菌环境中不会发生结肠炎，由此可见，抗菌药在本病治疗中有一定意义。常用药物为甲硝唑，尚可选用氨基糖苷类、氟喹诺酮类和第三代头孢菌素类。主要用于治疗重症或有中毒性巨结肠的 UC。

第四节　内分泌系统及代谢常见疾病的药物治疗

一、糖尿病

（一）病因及发病机制

1.1 型糖尿病

1 型糖尿病是由基因和环境因素综合作用引起的自身免疫性疾病，其发病机制：①免疫因素，认为胰岛 β 细胞被细胞毒性 T 淋巴细胞、细胞因子或自由基损伤，引起胰岛素分泌绝对减少，导致糖尿病；②环境因素，病毒感染（特别是柯萨奇 B 组病毒、腮腺炎病毒等）、接触一些毒物（如四氧嘧啶、链佐星等）、过多饮咖啡或茶、肉食增多等，易引起胰岛炎；③基因因素，人类白细胞抗原（HLA）是至今发现的与 1 型糖尿病的易感性关联最强的遗传位点。总之，1 型糖尿病是以遗传为基础，环境为诱因，T 淋巴细胞介导胰岛炎为特征的自身免疫性疾病。

2.2 型糖尿病

2 型糖尿病是遗传和环境因素共同作用形成的多基因遗传性疾病，其发病机制：①胰岛素抵抗，指机体靶器官或组织（肝、肌肉、脂肪组织等）对胰岛素的敏感性降低，与基因突变、环境因素和生活方式有关。如长期多食，刺激胰岛 β 细胞或因靶细胞上的胰岛素受体及受体后缺陷，使糖等营养物质不能进入细胞被很好利用，引起高血糖。高血糖又刺激胰岛 β 细胞使胰岛素分泌增加，造成高胰岛素血症，继而引起靶细胞胰岛素受体下调，产生胰岛素抵抗。此外，肥胖者体力活动少，体内碳水化合物利用率低，也增加胰岛 β 细胞的负担。②胰岛 β 细胞功能受损、高糖、高脂、炎症、氧化应激、胰岛淀粉素等均可促进胰岛 β 细胞凋亡，使胰岛素分泌不足。总之，具有遗传易感性的个体是否发病还取决于其生活环境和生活方式。国内外多数研究表明：摄入高糖、高脂肪、低纤维膳食，肥胖，过度紧张，体力活动减少等是 2 型糖尿病的危险因素。

（二）常用药物选择

1. 胰岛素

药用胰岛素多从猪、牛胰腺中提取。目前可通过重组 DNA 技术合成人胰岛素。

胰岛素具有广泛的生物学效应：①增加葡萄糖的利用，加速葡萄糖的酵解和氧化，促进葡萄糖转变为脂肪；促进糖原合成，抑制糖原分解和糖异生，从而降低血糖。②促进脂肪合成，抑制脂肪分解，减少酮体生成。③促进蛋白质合成，抑制蛋白质分解。④促进 K^+ 内流，增加细胞内 K^+ 浓度。其机制是与胰岛素受体 α 亚单位结合，激活 β- 亚基上的蛋白酪氨酸激酶，导致其他细胞内活性蛋白的连续磷酸化反应，进而产生降血糖等生物效应。同时，胰岛素可使葡萄糖转运蛋白从细胞内重新分布到细胞膜，加速葡萄糖的转运。

2. 口服降血糖药磺酰脲类

按上市先后分为三代，第一代：甲苯磺丁脲、氯磺丙脲。第二代：格列本脲、格列吡嗪等。第三代：格列美脲等。

磺酰脲类对正常人及胰岛功能尚存的糖尿病患者有降血糖作用，而对胰岛功能完全丧失者无效。其机制为：①磺酰脲类与胰岛 β 细胞膜上的磺酰脲受体结合，阻滞 ATP 敏感性钾通道而阻止 K^+ 外流，引起细胞膜去极化，使电压门控钙通道开放，Ca^{2+} 内流，促进胰岛素释放。②提高靶细胞对胰岛素的敏感性，增加胰岛素受体的数目和亲和力。

二、骨质疏松症

骨质疏松症（OP）是以骨量减少、骨组织显微结构退行性改变为特征，致使骨脆性增加，易发生骨折的全身代谢性骨病。多见于中老年人。WHO 将每年的 10 月 20 日定为"世界骨质疏松日"。骨质疏松症的病因及发病机制尚未完全阐明。

（一）治疗原则

骨质疏松症给患者生活带来极大不便和痛苦，治疗收效很慢，因此，骨质疏松症应以预防为主。主要措施有：合理膳食营养，注重补充含钙、维生素食物，不吸烟，少饮酒、咖啡、浓茶及碳酸饮料；坚持户外活动，有规律地进行负重运动，多接受日光浴。骨质疏松症的治疗原则是缓解疼痛，延缓骨量丢失，预防骨折。

（二）常用药物选择

治疗骨质疏松症的药物分为 3 类：①骨吸收抑制药，包括双膦酸盐、雌激素、降钙素等；②骨形成促进药，如氟化物、类固醇激素、甲状旁腺激素（PTH）等；③骨矿化物，如钙剂、维生素 D。

1. 骨吸收抑制药

（1）双膦酸盐

双膦酸盐可抑制骨吸收，降低骨转换，增加骨密度，作用与雌激素相当。适用于合并高骨代谢性骨质疏松症、恶性肿瘤骨转移引起的高钙血症和骨痛症等，对糖皮质激素所致骨质疏松症和禁用雌激素的患者为首选药。

双膦酸盐分为三代：第一代，依替膦酸钠、氯膦酸二钠。对骨吸收和骨钙化同时有抑制作用，故需采取周期疗法以降低其抑制骨钙化的不良反应，间歇期适量补钙以促进骨基质矿化。15 周为 1 个疗程，即服药 2 周，停药 13 周，并补充钙剂和维生素 D。第二代，替鲁膦酸钠、帕米膦酸钠。优点是治疗量不阻断骨钙化。第三代，阿仑膦酸钠、利塞膦酸钠。优点是抑制骨吸收的作用增强，无抑制骨钙化的不良反应，能减缓骨质疏松的进程，减少脊柱、腕关节和髋关节骨折的机会，是目前的高效骨吸收抑制药。

（2）雌激素

雌激素对骨代谢的作用：①直接与成骨细胞和骨细胞上的雌激素受体结合，刺激成骨细胞制造骨基质，促进骨形成；②增加降钙素分泌；③抑制成骨细胞对 PTH 的反应性，抑制骨钙溶出，使骨形成大于骨吸收；④促进维生素 D 在肾内活化和钙在肠道吸收。流行病学研究发现长期补充雌激素可改善绝经症状，延缓皮肤及生殖道退行性变，降低骨折、心血管疾病和阿尔茨海默病的发生率。但长期单用雌激素有增加乳腺癌和子宫内膜癌的危险。因此，目前主张雌激素与孕激素联合用于有完整子宫的骨质疏松症妇女。对于已切除子宫的妇女可单用雌激素治疗。

2. 骨形成促进药

（1）氟化物

常用药物有特乐定、氟化钠。氟化物可显著刺激成骨细胞增殖，促进骨形成，增加骨量；氟可与羟基磷灰石结晶结合在一起，稳定骨盐的晶体结构，抑制骨吸收。可用于骨质疏松症的治疗。但本类药物治疗窗窄，刺激形成的新骨质量不高，抗骨折能力差，应用前景受限。儿童、孕妇、严重肾功能不全患者禁用。

（2）PTH

PTH 具有加强骨细胞溶解骨钙和破骨细胞吸收骨基质的作用，同时也促进成骨细胞形成及骨钙化。骨钙不断释出，以维持血钙水平，旧骨不断被新骨替换。PTH 还可促进肾脏合成 1，25- 二羟维生素 D_3，间接促进肠道内钙的吸收，可用于原发性骨质疏松症。但停用 PTH 后新生骨将开始被吸收，所以停用 PTH 后应改用抗骨质吸收的药物（如双膦酸盐类或雌激素）来维持增加的骨量。

PTH 主要不良反应有恶心、头痛、眩晕和下肢痉挛，还可能出现短暂性低血压、面色潮红、心动过缓、过敏反应。高剂量持续应用 PTH 会引起高钙血症和骨小梁的破坏。

（3）类固醇激素

包括苯丙酸诺龙、甲睾酮、丙酸睾酮等，属雄激素衍生物。通过蛋白同化作用而促进骨形成，减少钙、磷排泄，促进骨钙化。适用于衰老、运动减少、服用糖皮质激素导致的骨质疏松症。加用钙剂和维生素 D 可提高疗效，也可与降钙素和双膦酸盐合用。但长期应用雄激素或同化激素，可引起男性化、水钠潴留等，并可抑制垂体功能，减少睾丸雄激素分泌，增加前列腺癌的危险，故建议短期或间歇用药。

第五节　常见恶性肿瘤的药物治疗

一、胃癌

（一）概述

胃癌是全世界最常见的肿瘤之一，我国的发病率和病死率均是世界平均水平两倍多。胃癌的发病率随年龄的增长呈显著升高趋势，发病高峰年龄在 50～80 岁，现已逐年呈现年轻化趋势。

（二）胃癌的药物治疗

1. 围手术期化疗（新辅助化疗）

目的是降低肿瘤分期，提高肿瘤根治切除率。

推荐 5- 氟尿嘧啶（5-Fu）+ 顺铂，5-Fu+ 奥沙利铂，表柔比星 + 顺铂 +5-Fu（ECF）及其改良方案［表柔比星 + 奥沙利铂 +5Fu（EOF）、表柔比星 + 顺铂 + 卡培他滨（ECX）、表柔比星 + 奥沙利铂 + 卡培他滨（EOX）］。对于体力状态差或高龄者，可考虑采用氟尿嘧啶类药物或紫杉醇类药物单药化疗。

新辅助化疗的时限一般不超过 3 个月，应当及时评估疗效，并注意判断不良反应，避免增加手术并发症。

2. 术后化疗（辅助化疗）

目的是减少亚临床病灶，防治术后复发转移。

推荐氟尿嘧啶类联合铂类的二联治疗方案；对临床病理分期为Ⅰb 期、体力状况差、高龄、不耐受两药联合方案者，考虑采用口服氟尿嘧啶类药物单药化疗，目前常用药物为 S-1（为复方制剂，含替加氟、吉美嘧啶及奥替拉西钾）。

术后化疗一般在术后 3～4 周开始，联合治疗在 6 个月内完成，单药化疗不宜超过一年。

3. 晚期或转移性胃癌化疗（姑息性化疗）

目的是提高生活质量和延长寿命。

常用药物包括 5-Fu、卡培他滨、替吉奥、顺铂、表柔比星、多西紫杉醇、紫杉醇、奥沙利铂、伊立替康等。化疗方案包括一线治疗联合和二线治疗方案。

（1）一线治疗方案

（5-Fu/ 卡培他滨）+ 顺铂、（5-Fu/ 卡培他滨）+ 奥沙利铂、5-Fu+ 亚叶酸 + 伊立替康（FOLFIRI）、ECF 及其改良方案（EOX、ECX、EOF）；5-Fu+ 四氢叶酸 + 顺铂（FLP）、5-Fu+ 四氢叶酸 + 奥沙利铂（FLO）等。

（2）二线治疗方案

结合之前的治疗方案及体力状况进行选择，方案包括雷莫芦单抗＋紫杉醇、多西他赛、伊立替康等。

（3）晚期癌症患者

人内表皮生长因子2（HER-2）表达呈阳性的晚期胃癌患者可用顺铂+5-Fu；曲妥珠单抗不推荐与蒽环类联用。

二、乳腺癌

（一）概述

乳腺癌是由乳腺导管上皮发生的恶性肿瘤，是女性最常见恶性肿瘤之一。乳腺癌大多发生在40～60岁，或绝经期前后的妇女，尤其以45～49岁和60～64岁发病率最高。随着早诊制度的建立和综合诊疗规范化水平的提高，乳腺癌病死率不断下降。

（二）乳腺癌的药物治疗

1. 可手术治疗的乳腺癌辅助化疗

（1）蒽环类方案：CAF、FAC、AC、CEF、FEC（C——环磷酰胺、A——多柔比星、E——表柔比星、F——5-Fu）。

（2）蒽环类与紫杉类联合方案：A（E）T、TAC（T——多西他赛）。

（3）蒽环类与紫杉类序贯方案：ACT/P（P——紫杉醇）。

（4）非蒽环类联合化疗方案：CMF（M——甲氨蝶呤）或TC，用于无法耐受蒽环类的患者。

2. 新辅助化疗（术前化疗）

推荐含蒽环类和(或)紫杉类药物的联合化疗方案，常用的化疗方案如前述"（1）~（3）"。

3. 内分泌治疗

主要包括非甾体类芳香化酶抑制剂（阿那曲唑和来曲唑）、甾体类芳香化酶抑制剂（依西美坦）、选择性雌激素受体调节剂（SERM，如他莫昔芬、托瑞米芬）、选择性雌激素受体下调剂（SERD，如氟维司群）。

（1）晚期乳腺癌的内分泌治疗：绝经前优先选择他莫昔芬，绝经后优先选择第三代芳香化酶抑制剂；他莫昔芬和芳香化酶抑制剂治疗失败的患者，可换用其他内分泌药物，如孕激素或托瑞米芬等。

（2）辅助内分泌治疗：绝经前优先选择他莫昔芬，绝经后优先选择第三代芳香化酶抑制剂；不能耐受芳香化酶抑制剂的绝经后患者，仍可选他莫昔芬。

4. 晚期乳腺癌化疗

常用药物包括蒽环类、紫杉类、长春瑞滨、卡培他滨、吉西他滨、铂类药物等。

（1）首次化疗选择蒽环类药物为主或蒽环类药物联合紫杉类药物治疗方案。

（2）蒽环类药物治疗失败的患者，一般首选含紫杉类药物的治疗方案。

（3）蒽环类和紫杉类均失败时，可选择长春瑞滨、卡培他滨、吉西他滨、铂类等单药或联合化疗。

（4）艾日布林适用于曾接受过至少两种含有蒽环类和紫杉类化疗方案的乳腺癌转移患者。

5. 靶向治疗

对 HER-2 阳性的晚期乳腺癌患者，一线方案为帕妥珠单抗 + 曲妥珠单抗 + 多西他赛（一类推荐）或帕妥珠单抗 + 曲妥珠单抗 + 紫杉醇；对于曾接受过曲妥珠单抗治疗的晚期乳腺癌患者，建议使用赫赛莱（T-DM1）治疗。

三、原发性肝癌

（一）概述

原发性肝癌是指原发于肝细胞或肝内胆管细胞的肿瘤，为我国常见恶性肿瘤之一。

（二）原发性肝癌的药物治疗

1. 分子靶向药物治疗

可控制肿瘤增殖，预防和延缓复发转移，提高患者的生活质量。索拉非尼是口服的多靶点、多激酶抑制剂，用于治疗不能手术切除和远处转移的肝细胞癌。

2. 系统化疗（全身化疗）

多数传统的细胞毒性药物，包括阿霉素 / 表阿霉素、5-Fu、顺铂和丝裂霉素等，都曾试用于肝癌，但单药有效率都比较低。

（1）亚砷酸注射液：是第一个通过多中心临床研究证明有效而获得批准治疗肝癌的系统化疗药物。

（2）FOLFOX 方案：FOLFOX（奥沙利铂 + 亚叶酸钙 +5-Fu）可为晚期肝细胞癌患者带来较好的客观疗效、病情控制和生存获益，且安全性好。

第五章　临床药学的应用

第一节　生物利用度与生物等效性研究

一、常用研究方法

生物利用度研究是试验制剂和参比制剂间的比较性研究，生物等效性研究是在试验制剂和参比制剂生物利用度比较的基础上建立等效性。两者概念虽不完全相同，但试验方法与步骤基本一致。目前推荐的测定生物利用度与建立生物等效性的方法包括体外和体内的方法，按方法的优先考虑程度从高到低排列为：药动学研究方法、药效学研究方法、临床比较试验方法、体外研究方法。

（一）药物动力学研究

药物动力学研究就是采用人体生物利用度比较研究的方法，通过测量不同时间点的生物样本（如全血、血浆、血清或尿液）中药物含量，获得药物浓度—时间曲线，经过适当的数据处理，计算出反映吸收程度和吸收速度的药物动力学参数，通常采用 AUC、C_{max}、t_{max} 等参数，反映药物从制剂中释放吸收到体循环的速度和程度，再通过统计学分析比较，判断两制剂是否生物等效。

（二）药效动力学研究

在没有可行的药物动力学研究方法，如无灵敏的血药浓度检测方法或浓度和效应之间无相关性等情况下，可以采用明确的可分级定量的客观临床药效学指标，获得药效—时间曲线，来比较生物利用度，建立等效性，使用该方法同样要经过方法学确证。

（三）临床比较试验

在以上两种方法均不可行的情况下，可以通过以参比制剂为对照的临床比较试验，以综合的疗效终点指标来验证两种制剂的等效性。但由于临床试验样本量有限或检测指标不够灵敏，该方法可能缺乏可行性，因此应尽量采用前述方法。

（四）体外研究

体外方法不能完全反映体内行为，因此一般不提倡用体外的方法来评价生物等效性。但在某些情况下，可以采用体外方法来进行生物利用度与生物等效性研究。美国 FDA 规定，根据生物药剂学分类系统，高溶解度、高渗透性、快速溶出的口服制剂可以采用体外溶出度方法建立生物等效性；对于难溶但渗透性高的药物，如果已建立良好的体内外相关关系，也可用体外溶出度的研究来替代体内研究。此外，溶出试验还用于批次间质量的评价及生产过程的质量控制。在建立了良好的体内外相关关系的基础上，体外溶出度试验不仅可以作为生产过程的质量控制指标，而且也可以反映产品在体内的行为。

二、研究的基本要求

（一）准试条件

在受试制剂获得可进入临床试验许可的前提下，方可委托国家市场监督管理总局新药评审委员会批准的药理临床试验基地来进行人体生物利用度和生物等效性试验。受托单位应就试验项目召开伦理委员会会议并取得通过，以确保试验的安全性。试验单位应与每个受试者分别签订知情同意书，参加研究工作的人员应包括临床药动学研究人员、临床医生、分析检验技术人员和护理人员。

生物样品中药物及其代谢产物定量分析方法的专属性和灵敏度是生物利用度和生物等效性试验成功的关键。首选色谱法，如高效液相色谱法（HPLC）、气相色谱法（GC）、液相色谱—质谱联用技术（HPLC-MS、HPLC-MS-MS）、气相色谱—质谱联用技术（GC-MS、GC-MS-MS）等，一般应采用内标法定量。必要时也可采用生物学方法或生物化学方法。生物样品可以是全血、血清、血浆、尿液或其他组织匀浆液，一般取样量少、药物浓度低、内源性物质的干扰多，而且个体差异较大，因此必须根据待测物的结构、生物介质和预期的浓度范围，建立适宜的生物样品定量分析方法，并对方法进行验证。

建立可靠的、可重现的定量分析方法是进行生物利用度与生物等效性研究的关键之一。为了保证分析方法可靠，必须进行充分的方法确证，一般应进行以下几方面的考察。

1. 专属性

专属性是指样品中存在干扰成分的情况下，分析方法能够准确、专一地测定待测物的能力。必须证明所测定的物质是原形药物或特定的活性代谢产物，内源性物质和相应的代谢产物不得干扰样品的测定。对于色谱法，至少要提供空白生物样品色谱图，空白生物样品应外加对照物质色谱图（注明浓度）及用药后的生物样品色谱图。对于复方制剂，应特别加强专属性研究，以排除可能的干扰。对于 HPLC-MS 和 HPLC-MS-MS 方法，应着重考察基质效应（样品中存在的干扰物质对仪器响应造成的直接或间接影响）。

2. 标准曲线与线性范围

标准曲线反映了所测定物质浓度与仪器响应值之间的相关性，一般用回归分析方法（如加权最小二乘法）所得的回归方程来评价。应提供标准曲线的线性方程和相关系数，说明其线性相关程度。标准曲线高低浓度范围为线性范围，在线性范围内，浓度测定结果应达到试验要求的精密度和准确度。配制标准样品应使用与待测样品相同的生物介质，一般至少用6个浓度建立标准曲线。线性范围要能覆盖全部待测浓度，不允许将线性范围外推求算未知样品浓度。浓度高于定量上限的样品，可采用相同的空白介质稀释后测定。建立标准曲线时应随行空白生物样品，但计算时不包括零点，空白样品仅用于评价干扰。

3. 定量下限

定量下限（LLOQ）是标准曲线上的最低浓度点，表示测定样品中符合准确度和精密度要求的最低药物浓度。LLOQ应能满足测定3～5个消除半衰期时样品中的药物浓度或能检测出 C_{max} 的 1/20～1/10 时的药物浓度，其准确度应在真实浓度的 80%～120% 范围，相对标准偏差（RSD）应小于 20%，信噪比应大于5。

4. 精密度与准确度

精密度是指在确定的分析条件下，相同介质中相同浓度样品的一系列测量值的分散程度。通常用质控样品（已知量的待测药物加入生物介质中配制的样品）的日内和日间RSD来考察方法的精密度。RSD一般应小于15%，在LLOQ附近RSD应小于20%。准确度是指在确定的分析条件下，测得的生物样品浓度与真实浓度的接近程度（即质控样品的实测浓度与真实浓度的偏差），重复测定已知浓度的样品可获得准确度。一般应在 85%～115% 范围，LLOQ附近可在 80%～120% 范围。要求选择高、中、低3个浓度的质控样品同时进行方法的精密度和准确度考察。低浓度选择在LLOQ的3倍以内，高浓度接近于标准曲线的上限，中浓度选在中间。每一浓度至少测定5个样品。

5. 样品的稳定性

根据具体情况，对含药生物样品在室温、冰冻和冻融条件下以及不同存放时间进行稳定性考察，以确定生物样品的存放条件和时间。还应考察储备液的稳定性以及样品处理后溶液中分析物的稳定性，以保证检测结果的准确性和重现性。

6. 提取回收率

从生物介质中回收得到分析物的响应值除以标准品产生的响应值即为分析物的提取回收率。回收率不要求必须达到100%，但分析物及内标的回收率应当一致、精密和可重现。应考察高、中、低3个浓度的提取回收率。

7. 微生物学和免疫学方法确证

上述分析方法主要针对色谱法，一些参数和原则也适用于微生物学或免疫学分析，但微生物学或免疫学分析的标准曲线本质上是非线性的，应尽可能采用比化学分析更多的浓度点来建立标准曲线。结果的准确度是关键因素，如果重复测定能够改善准确度，则应在方法确证和未知样品测定中采用同样的步骤。

（二）方法学质量控制

生物样品分析方法确证完成之后，可以开始测定未知样品。为保证所建立的方法在实际应用中的可靠性，在测定生物样品中的药物浓度时应采用质控样品进行质量控制（QC）。

每个未知样品一般测定一次，必要时可进行复测，来自同一个体的生物样品最好在同一分析批中测定。生物样品每个分析批测定时应建立新的标准曲线，并随行测定高、中、低3个浓度的质控样品，每个浓度多重样本，并应均匀分布在样品测试顺序中。每个分析批质控样品数不得少于未知样品总数的5%，且不得少于6个。质控样品测定结果的RSD一般应小于15%，低浓度点RSD一般应小于20%，最多允许33%的质控样品结果超限，且不得均在同一浓度。如不符合上述要求，则该分析批样品测试结果作废。

（三）测试结果的记录与提交报告的要求

分析方法的有效性应通过试验证明。建立一般性和特殊性标准操作规程，保存完整的试验记录是分析方法有效性的基本要素。生物分析方法建立中产生的数据和质控样品测试结果应全部记录并妥善保存，并提供足够的可供评价的方法学建立和样品分析数据。在临床报告中，应详细描述所用的分析方法，引用已有的参考文献，提供每天的标准曲线、质控样品及未知样品的结果计算过程。还应提供全部未知样品分析的色谱图，包括全部相关的标准曲线和质控样品的色谱图，以供审查。

三、试验设计

（一）受试者的选择

试验方案中应明确受试者的人选和筛除条件。应当尽量使个体间差异减到最小，以便能检测出制剂间的差异。

一般情况应选择健康男性及女性，特殊情况应说明原因，如妇科用药。儿童用药应在成人中进行。特殊作用的药品，则应根据具体情况选择适当受试者。如待测药物存在已知的不良反应，可能带来安全隐患，也可考虑选择患者作为受试者。受试者年龄一般为18~40周岁，同一批受试者年龄不宜相差10岁以上。体重与标准体重相差±10%，同一批受试者体重（kg）应相近。

受试者应经过全面体检，身体健康，无心、肝、肾、消化道、神经系统、精神异常及代谢异常等病史；体格检查示血压、心率、心电图、呼吸状况、肝功能、肾功能和血常规无异常，避免药物的体内过程受到疾病干扰；根据药物类别和安全性情况，还应在试验前、试验期间、试验后进行特殊项目检查，如降糖药应检查血糖水平；受试者无过敏史、无体位性低血压史。

（二）受试者例数与分组

受试者例数应当符合统计学要求，一般要求 18～24 例，即可满足大多数药物对样本量的要求，但对某些变异性大的药物可适当增加例数。受试者分组必须遵循随机化原则，各组间应具有可比性，两组例数最好相等。

（三）参比制剂和试验制剂

参比制剂的质量直接影响生物利用度和生物等效性试验结果的可靠性，其安全性、有效性应合格。参比制剂选择的原则：进行绝对生物利用度研究时选用上市的静脉注射剂为参比制剂；进行相对生物利用度或生物等效性研究时，应选择国内外同类上市主导产品作为参比制剂。

试验制剂应为符合临床应用质量标准的放大试验产品。应提供试验制剂和参比制剂的体外溶出度比较（ n ≥ 12 ）数据，以及稳定性、含量或效价数据、批间一致性报告等。个别药物尚需提供多晶型及光学异构体的资料。

参比制剂和试验制剂均应注明研制单位、批号、规格、保存条件、有效期等。参比制剂和试验制剂实测含量差异应在 5% 之内。试验结束后试验制剂和参比制剂应保留足够长时间，直到产品批准上市以备查。

（四）给药剂量

一般情况下，普通制剂仅进行单剂量给药研究即可，给药剂量应与临床单次用药剂量一致，有时为了达到检测要求，也可以加倍给药剂量，但一般不得超过临床推荐的单次最大剂量。试验制剂和参比制剂最好应用相等剂量，需要使用不同剂量时，应说明理由，并提供所用剂量范围内的线性药物动力学特征依据，结果可以剂量校正方式计算生物利用度。

在下列情况下，可考虑多次给药达稳态后，用稳态血药浓度估算生物利用度：①药物吸收程度相差不大，但吸收速度有较大差异；②生物利用度个体差异大；③缓释、控释制剂；④当单次给药后原形药或代谢产物浓度很低，不能用相应的分析方法准确测得时。进行多次给药研究应按临床推荐的给药方案给药，连续 3 次测定谷浓度确定血药浓度达稳态后，选择一个给药间隔取样进行测定，并据此计算生物利用度。

（五）试验方法设计

交叉设计是目前应用最多、最广的方法，因为多数药物吸收和清除在个体之间均存在很大变异，个体间的变异系数远远大于个体内变异系数，因此生物利用度与生物等效性研究一般要求按自身交叉对照的方法设计。把受试者随机分为几组，一组受试者先服用试验制剂，后服用参比制剂；另一组受试者先服用参比制剂，后服用试验制剂。两顺序间应有足够长的间隔时间，为洗净期，设定洗净期是为了消除制剂间的互相干扰，洗净期应不少于药物的 10 个半衰期，通常为 1 周或 2 周。这样，对每位受试者都间隔接受两次或多次的处理，相当于自身对照，可以将制剂因素对药物吸收的影响与其他因素区分开来，减少了不同试验周期和个体差异对试验结果的影响。

根据试验制剂数量不同，可分别采用 2×2 交叉、3×3 交叉、4×4 交叉设计。如果是两种制剂比较，可选择双制剂、双周期的 2×2 交叉设计。如果试验包括 3 种制剂（如 2 种试验制剂和 1 种参比制剂）时，宜采用 3 制剂、3 周期的 3×3 拉丁方试验设计。每个周期间的洗净期通常为 1 周或 2 周。

但有些药物或其活性代谢产物半衰期很长时，则难以按此方法设计实施，在此情况下可能需要按平行组法设计进行。

（六）试验过程

整个研究过程应当标准化，除制剂因素外，应使其他各种因素导致的体内药物释放吸收差异减少到最小。为避免其他药物干扰，试验前两周内及试验期间禁服任何其他药物。受试者的饮食、活动都应统一，包括试验前一日和试验期间均应禁烟、酒及含咖啡碱的饮料及某些可能影响代谢的果汁，以免干扰药物体内代谢。试验前一晚开始禁食 10 小时以上，于次日早晨空腹服用试验制剂或参比制剂；用 240 mL 温开水送服；服药 1 小时后方可再饮水，4 小时后统一进标准餐。受试者于服药后，按要求在不同时间取静脉血，根据需要取血样（血浆、血清或全血），并冷冻储存，备测。取血样在临床监护室中进行。受试者服药后应避免剧烈运动，避免活动对胃肠道运动和局部血流量造成影响。受试者应得到医护人员的监护，受试期间发生的任何不良反应，均应及时处理和记录，必要时停止试验取样点的设计对保证试验结果可靠性及药物动力学参数计算的合理性，均有十分重要的意义。通常应有预试验或参考国内外的文献，应用血药浓度测定法时，一般应兼顾到吸收相、平衡相（峰浓度）和消除相。在血药浓度—时间曲线各时相及预计达峰时间前后应有足够采样点，使血药浓度曲线能全面反映药物在体内处置的全过程。服药前应先取空白血样，一般在吸收相部取 2 ~ 3 个点，峰浓度附近至少需要 3 个点，消除相部取 3 ~ 5 个点。采样应持续到受试药原形或其活性代谢产物 3 ~ 5 个半衰期时，或持续采样至血药浓度为 C_{max} 的 1/20 ~ 1/10 以后，$AUC_{0 \sim 1}$，$AUC_{0 \sim \infty}$ 通常应当大于 80%。对于长半衰期药物，应尽可能取样持续到足够比较整个吸收过程，因为末端消除相对制剂吸收过程的评价影响不大。多次给药研究中，对于一些已知生物利用度受昼夜节律影响的药物，则应连续 24 小时取样。

当受试药不能用血药浓度测定方法进行生物利用度研究时，若该药物或其活性代谢产物主要随尿排泄（大于给药剂量的 70%），可以考虑用尿药法测定，以试验制剂和参比制剂给药后尿中药物的累积排泄量来比较药物的吸收程度。取样时间应足够长，以反映尿中药物累积排泄总量。试验药品和试验方案也应当符合生物利用度试验的要求。但该方法不能反映药物吸收速率。

某些药物在体内迅速代谢，无法测定生物样品中原形药物，此时也可采用测定生物样品中主要代谢产物浓度的方法进行生物利用度和生物等效性试验。

第二节 创新药物临床研究

任何在人体（包括患者或健康志愿者）进行的药物系统性研究，目的是证实或揭示试验药物的作用、不良反应及（或）试验药物的吸收、分布、代谢和排泄规律，确定试验药物的疗效与安全性。

一、伦理要求

新药临床试验的核心是伦理和科学。参加新药临床试验的对象是人，不管是健康人还是患者，只要以人为对象的研究必须符合世界医学大会《赫尔辛基宣言》，即公正、尊重人格、力求使受试者最大程度受益和尽可能避免伤害。在一个新药正式上市前，受试者参加试验必须符合自愿的原则，且必须保证受试者的权益。在试验期间，参加者可以不需要任何理由而决定不再继续进行试验，所有人都无权干涉。为确保临床试验中受试者的权益，需成立独立的伦理委员会，并向国家药品监督管理部门备案。伦理委员会应有从事医药相关的专业人员、非医药专业人员、法律专家及来自其他单位的人员，至少5人组成，并有不同性别的委员。伦理委员会的组成和工作不应受任何参与试验者的影响。纳入新药临床试验的受试者应充分了解试验的情况后签署知情同意书。

二、科学要求

进行药物临床试验必须有充分的科学依据。在进行人体试验前，必须周密考虑该试验的目的及要解决的问题，应权衡对受试者和公众健康预期的受益及风险，预期的受益应超过可能出现的损害。按国际通用要求，按照重复、随机、对照、均衡的四原则制订试验方案，包括叙述试验的背景、理论基础和目的，试验设计、方法和组织，包括统计学考虑、试验执行和完成的条件。方案必须由参加试验的主要研究者、研究机构和申办者签章并注明日期，报伦理委员会审批后实施。选择临床试验方法必须符合科学和伦理要求。

三、分期

药物临床试验分为 I 、 II 、 III 、 IV 期，各期的病例数要符合统计学要求，研究应当符合《药物临床试验质量管理规范》的有关规定。

（一）I 期临床试验

首次人体试验，目的是提供有关新药安全性（耐受性）和药动学的数据，为制订给药方案提供依据。除某些用于治疗癌症和获得性免疫缺陷综合征（艾滋病）的毒性药物外，这一期试验通常在健康志愿者中进行。应该注意的是，Ⅰ期临床药理试验（如在特殊人群中研究药动学的试验）应贯穿临床药物研究的整个过程。Ⅰ期临床试验必须在Ⅰ期临床研究室中进行，该研究室应配备具有良好医疗设施的专门病房、药物分析实验设备及各类人员齐全的研究队伍。

（二）Ⅱ期临床试验

对试验药物的治疗作用做出初步评价的阶段。由一些小规模试验组成，在需要治疗某种疾病的患者中进行，其目的是初步评价药物对目标适应证患者的治疗作用和安全性，也包括为Ⅲ期临床试验的研究设计和给药剂量方案的确定提供依据。此阶段的研究设计可以根据具体的研究目的，采用多种形式，包括随机盲法对照临床试验。给药方案包括负荷剂量、维持剂量、给药频率、剂量维持时间，以及特殊人群中及与其他药物同时使用时的剂量调整。

（三）Ⅲ期临床试验

对试验药物的治疗作用进行确证的阶段。用于在大量患者中证实新药的有效性，以确定新药起效或不起效的临床条件。其目的是进一步验证药物对目标适应证患者的治疗作用和安全性，评价利益与风险关系，最终为药物注册申请的审查提供充分的依据。试验一般应为具有足够样本量的随机盲法对照试验。符合要求的Ⅲ期临床试验成功结束后，新药研发的申办方可向国家药品监督管理部门提交新药上市的申请。

（四）Ⅳ期临床试验

对上市后的新药做进一步的评价，其目的是考察在广泛使用条件下的药物的疗效和不良反应，评价在普通或者特殊人群中使用的利益与风险关系以及改进给药剂量等。为了更好地描述在每期试验中发现的信息和知识的类型，0期临床试验，早Ⅱ期试验或晚Ⅲ期试验（分别以Ⅱa期和Ⅲb期表示）已慢慢进入新药临床研究。

四、程序规范

新药临床研究必须由国家药品监督管理部门审查批准。必须在国家药品监督管理部门认可的"药物临床试验机构"进行。必须由有资格的医学专家主持该项临床试验。必须经独立的伦理委员会审查批准，确认该项研究符合伦理原则，并对临床试验全过程进行监督以及确保受试者的合法权益。所有参加新药临床试验的人员在研究前都有充分的知情权，并签署知情同意书。抗肿瘤药物的临床研究，通常选择经过常规标准治疗无效的患者。进行临床研究的新药应免费提供给受试者。

第六章　中药临床药学

中药学具有几千年的历史，随着中医药在世界范围内的应用和发展，中药不合理应用及中西药不合理配伍现象日渐增多，中药毒副作用特别是中药注射剂引发的不良反应尤为突出。如何保证中药临床用药安全、有效，防止和最大程度降低中药不良反应，促进临床合理用药，保障患者用药安全，已成为社会各界关注的焦点。因此，建立中药临床药学的理论体系和实践模式，并在此基础上开展中药临床药学工作已成为医院中药工作者的当务之急，也是现代药学发展的必然趋势。

第一节　中药临床药学概述

20 世纪 50 年代，随着西医对药物在临床应用情况的逐渐重视而发展出一门新学科——临床药学。随着人们崇尚"回归自然"的热潮进一步升温，中药的作用和地位逐步得到国际社会的广泛认同。在中药备受关注的情况下，如何运用中医药理论，使中药密切结合临床，在体内发挥最大、最合理、最安全的防治疾病效能，如何运用现代科学方法和技术阐明其有关作用机制等，都是亟待研究的问题，这些问题催生了一门新学科——中药临床药学。中药临床药学是中医药与现代科学相结合而发展起来的新学科，也是临床药学的新分支，其核心是研究中药治疗疾病的安全性、有效性和合理性。因此，中药临床药学的发展对提高中医药临床疗效，减少不良反应具有十分重要的意义。

一、临床药学的概念

临床药学是运用现代药学知识，结合临床，以患者为对象来研究药品及其制剂与机体相互作用和应用规律的综合性药学分支学科，旨在用客观科学指标来研究具体患者的合理用药。其核心问题是最大程度发挥药物的临床疗效，确保患者的合理用药。研究内容涉及临床药动学、临床药效学、药物相互作用、药物不良反应监测、治疗药物监测和给药方案设计等。临床药学是现代药学与临床相结合的产物，以患者为对象，结合患者的具体情况，研究合理、有效、安全使用药物，实现用药的个体化，以提高用药水平。临床药学也是一项应用性研究工作，药师在临床治疗上运用药学知识，提出用药方案，监控用药过程，追踪用药结果，作出用药评价，计算用药成本，全面服务患者。临床药学工作的实施需要得到卫生行政部门和医疗机构主管部门的政策支持，同时在工作实践中药师、医生和护士三方面应开展团队式的紧密协作。

二、中药临床药学的概念

中药临床药学是指在中医药理论指导下，以患者为对象，研究中药及其制剂与人体相互作用和合理、有效、安全用药及其应用规律的一门综合性学科。中药临床药学以患者为对象，为适应各种不同患者的个体差异和复杂多变病情的防治需要，运用现代的药剂学、药理学等专业知识密切结合临床患者的状况，制订合理的用药方案，监测用药过程及摸索用药规律，以确保临床用药的安全和有效。

目前，学术界有"中药临床药学"和"临床中药学"两种提法，我们认为临床中药学与中药临床药学都涵盖了"临床""中药"，从广义上讲，两者应该是一致的，因为它们的研究对象都是"中药"，研究范畴均限于"临床"。两者是在中医药理论指导下，研究合理、有效与安全用药的科学，其核心是临床合理用药。但从狭义上讲，两者的逻辑定义却各有侧重，是不完全相同的。临床中药学是研究中药基本理论及其在中医理论指导下进行中药临床应用的一门学科。它既是中医学理、法、方、药体系中重要的一个组成部分，又是中药学学科中的核心和基础。由于临床中药学主要是研讨中医临床各科所用药物是如何应用的，所以它又具有与临床学科密不可分的关系。它是直接来源于临床的，其任务就是要实现"老药新用，常药特用，优化量效"。中药临床药学是中药药物与中医临床密切结合而发展起来的。它是以中医药理论为指导，中药的临床应用和多种现代监测为手段，研究中药的体内作用机制，以及如何发挥最大治疗作用的一门学科。中药临床药学，就其属性来说，是临床药学下面的分支学科，其研究重点是中药临床合理用药的问题。总之，临床中药学与中药临床药学各有侧重，具体的内容是不同的。我们认为中药临床药学更侧重于合理用药，更符合现代临床药学的核心内容，故中药临床药学不可以称为临床中药学。

第二节　中药的合理应用

一、合理用药概述

合理用药是在充分考虑患者用药后获得的效益与承担的风险后所做的最佳选择，既使药效得到充分发挥，不良反应降至最低水平，又使药品费用更为合理。中药的临床应用是在中医的理论基础上进行的，研究探讨中药临床药学及合理应用，就应当从中医中药的理论基础出发，根据其作用机制，指导中医临床合理用药，达到充分发挥药物疗效之目的。

中药对人体造成的损害，除了药物本身的因素外，很多是由于不合理用药引起的。

（一）合理用药的概念及意义

所谓中药的合理应用，是指运用中医药学综合知识指导临床用药。也就是以中医药理论为指导，在充分辨析疾病和掌握中药性能特点的基础上，安全、有效、简便、经济地使用中药或中成药，达到以最小的投入，取得最大的医疗和社会效益之目的。

合理用药这一概念是相对的、动态发展的。一般认为，以某种中药或中成药治疗某种病症，在选用时认为其合理，仅是与同类药物相比较而言。其次，不同时期合理使用中药或中成药的标准也不同。这是因为随着中医、药学、医学理论及其他相关科学技术的发展，人类对疾病的病因病机，以及中药或中成药性能主治的认识也在不断地深化。新药的不断研制开发，也必然会影响合理使用中药和中成药的标准，并促使其日臻科学、完善。

合理用药的目的，首先就是要最大程度地发挥药物治疗效能，将中药和中成药的不良反应降低到最低程度，甚至为零。其次是最有效地利用卫生资源，减少浪费，减轻患者的经济负担。最后是方便患者使用所选药物。

合理用药与广大群众的切身利益息息相关，是用药安全、有效、简便、经济的保障。合理用药可以经济有效地利用卫生资源，取得最大的医疗和社会效益，避免浪费。

（二）合理用药的基本原则

1. 安全

所谓安全，即保证用药安全，是合理用药的首要条件。无论所使用的药物是有毒还是无毒，均应首先考虑所用药物是否安全，是否会对患者造成不良反应，这是药物使用时必须了解的。在用药过程中，安全性不是要求药物的毒副作用最小，或无不良反应，而是要让患者承受最小的治疗风险，获得最大的治疗效果，即风险／效果应尽可能小。

2. 有效

所谓有效，就是在用药安全的前提下，保证通过药物的治疗达到既定的治愈和延缓疾病进程的目的。即所推选的中药或中成药对患者既不会造成伤害，又有较好的疗效。使患者用药后能迅速达到预期目的，根除致病原，治愈疾病；延缓疾病进程；缓解临床症状；预防疾病发生；调节人的生理功能；避免不良反应发生。

3. 简便

所谓简便，即提倡用药方法要简便。在用药安全、有效的前提下，力争做到所推选药物的使用方法简便易行，使临床医生及使用者易于掌握，应用方便。

4. 经济

所谓经济，即倡导用药要经济实用，获得单位用药效果所投入的成本应尽可能低。必须在用药安全、有效的前提下，除力争做到所推选的药物用法简便外，还必须做到用药不滥，经济实用，并有利于环境保护，最大程度地减轻患者的经济负担，降低中药材等卫生资源的消耗。

（三）不合理用药的主要表现及不良后果

合理用药涉及的面很广，从药物的适应证、剂型、剂量、用法、服用时间及配伍应用，到使用者的性别、年龄、体质及病情的变化等，无不密切相关。在临床用药过程中，只要有一个方面没有顾及就有可能出现不合理用药的状况，而只要出现不合理用药状况就一定会出现不良后果。

1. 不合理用药的主要表现

临床上常见的中药不合理用药的主要表现有：①辨析病证不准确，用药指征不明确；②给药剂量失准，用量过大或过小；③疗程长短失宜，用药时间过长或过短；④给药途径不适，未选择最佳给药途径；⑤服用时间不当，不利于药物的药效发挥；⑥违反用药禁忌，有悖于明令规定的配伍禁忌、妊娠禁忌、服药时的饮食禁忌及证候禁忌；⑦同类药物重复使用，因对药物的性能不熟，或单纯追求经济效益，导致同类药物重复使用；⑧乱用贵重药品，因盲目自行购用，或追求经济效益，导致滥用贵重药品。

2. 不合理用药的不良后果

不合理用药常会导致不良后果，这些后果可以是单方面的，也可是综合性的；可以是轻微的，也可以危及生命。大体可归纳为以下几种：①浪费医药资源。不合理用药会造成医药资源的浪费，这可以是直接的，如重复给药、无病用药、无必要的合并用药等；也可以是间接的，如处置药物不良反应、药源性疾病的治疗等会增加医药资源的消耗，且常会被医务人员和患者忽视。②延误疾病的治疗。许多不合理用药都不利于疾病的治疗，如用药错误或给药不足，会延误疾病治疗或导致疾病治疗不彻底，没有痊愈，容易复发，从而增加患者的痛苦和医生治疗的难度；而不适当的合并用药，则又会干扰药物的吸收和排泄、降低治疗效果等。③引发药物不良反应及药源性疾病。发生药物不良反应的因素很多。有药物的因素，如品种混淆、炮制不当；有患者的因素，如过敏性体质、个体差异、特殊人群；也有辨证是否准确、立法是否确当等。但更不能忽视不合理用药，如选用药物不准确、用药时间过长、剂量过大、用法不适当，均会引起不良反应，甚至药源性疾病。④造成医疗事故和医疗纠纷。不合理用药常常会造成医疗事故，或称为药疗事故。医疗事故的发生，常常会引发医疗纠纷，不但会给患者、医生、药师带来许多的痛苦和不必要的经济支出，而且会给医院、药品经营单位乃至全社会带来许多的麻烦和不必要的经济损失。

（四）保证合理用药的主要措施

1. 掌握中医药基本知识和理论

每一位医药工作者都应该熟练掌握中药基本知识和中医药理论，尤其是中药的性能特点、功效主治、配伍应用、用量用法及使用注意等，是合理用药的先决条件。若对中医药基本理论不熟悉或掌握不够，就无法指导中药的合理应用，尤其是中药临床药师，缺乏中医药的基本理论，就不可能发现临床医生的用药不合理问题，更不可能为临床医生和患者提供用药指导和药学服务，合理用药就会成为一句空话。

2. 正确把握辨证论治

辨证论治是中医理论体系的核心，是中医方法论的精髓，正确地辨证是合理应用中药和中成药的根本保障，运用所学知识和技能，通过望、闻、问、切，搜集患者病证有关的各种资料，应用八纲辨证与脏腑辨证等手段进行分析归纳，对病情作出正确诊断，依法确定治病法则及方药。只有这样才能为指导合理用药创造条件。

3. 参辨患者的身体状况

由于人的体质、年龄、性别、生活习惯差异，使得其对药物的敏感性和耐受性不同，从而影响中药和中成药的有效性和安全性。不但健康人是如此，患者更是如此。应详细辨析患者的体质、年龄、性别和生活习惯等，选用药物及制订方案时要以此作为重要依据，针对病情及患者具体情况选择最佳方案，确定合理给药剂量。如老人、儿童药物代谢功能较差，易发生蓄积中毒。又如患者的营养好坏、体质的强弱、脏腑的功能是否正常及性别差异等，均能影响其机体对药物的代谢速度和耐受能力，以及毒性反应的发生与严重程度。遇到营养较差、体质较弱、脏腑功能失常或处于经期的患者，特别是对患有心、肝、肾功能不全或糖尿病者，在应用有毒或作用强烈的药物时更应慎重考虑，以免用药失度，对患者造成伤害。

4. 确认有无药物过敏史

确认患者以往有无药物过敏史，以及遗传缺陷，如酶的缺陷或异常等，若有这些问题就应谨慎选择使用药物，特别是避开患者高度敏感的药物等，以保证用药安全。若患者用药后突发过敏反应，临床药师除依法确认其对何种药物过敏，并立即向有关单位报告外，还要将此结果告诉患者本人，以免再次发生过敏现象。

5. 选择质优、效佳的饮片

由于中药饮片质量良莠不齐，致使其对人体的疗效及毒副作用有别，因此在采购、调剂时，一定要选择质优、效佳的饮片。要认真做到品种混乱者不用，出产于被污染环境中者不用，药用部位失准者不用，违规炮制者不用，霉烂变质者不用。给患者使用的中药应是质量最佳、疗效最好的饮片。

6. 制订合理的用药时间和疗程

根据病情轻重缓急，制订合理的给药时间，以充分发挥药物的作用，并减少不良反应的发生。用药时选用适当的疗程，是合理用药重要的一环。疗程过短则难以达到预期疗效，疗程过长则可能给患者带来新的伤害。这是因为有些中药或中成药所含的某些成分在人体内有蓄积作用，一旦这些成分的蓄积量达到了人体的最大耐受量，即可对人体造成伤害。

故凡偏性突出、作用强烈的中药,特别是有毒中药或含毒性成分的中成药都不宜久服。

二、中药间的配伍使用

中药间的配伍是按照一定的组合原则,并根据病情的轻重缓急,结合患者的年龄、体重、嗜好及习俗等进行合理药物配伍。配伍是中药治疗疾病的主要形式,也是提高临床疗效的主要环节,配伍得当可起到事半功倍的疗效。从中药临床应用出发,常用配伍有相辅相成、相反相成、相互补充、相生配伍、降低毒性、改变药性、明确主治等几方面,起到增效、解毒、生效的作用,从而避免出现盲目堆积的有药无方及照搬方剂的有方无药现象,提高中药治病的疗效,减少药物的不良反应。

(一)中药复方的配伍

中药复方是按照中医的辨证论治,理法方药的原则,根据治疗的需要,依照君、臣、佐、使的配伍原则组成的。所谓君药是指针对疾病的病因病机,起主要作用的药物;臣药是指辅助主药以加强疗效的药物;佐药是治疗兼证或制约主药的副作用的药物;使药是起调和作用的药物。在数以万计的中药复方中,这些药物的用量是十分讲究的,并有着一定的规律性,归纳起来,主要有以下三种情况,现介绍如下。

1. **复方中药物用量依君、臣、佐、使而递减**

这是中药复方中最为常见的药物配伍原则,一般君药用量最大,臣药次之,佐、使药用量为小,故金元时期的名医李东垣指出:君药分量最多,臣药次之,佐使又次之。如苓桂术甘汤中以茯苓健脾渗湿、祛痰化饮,为君药,用量是 12 g;桂枝温阳化气,为臣药,用量是 9 g;白术健脾燥湿,为佐药,用量是 6 g;甘草(炙)益气和中,为使药,用量是6 g,共奏温化痰饮,健脾利湿的功效,是治疗中阳不足之痰饮病的良方,此类复方具有组方严谨,结构分明,疗效显著的特点。又如著名的小承气汤,由大黄、枳实、厚朴三味药物组成,其中大黄用量必须倍于厚朴,以达清热通便的功效,用于热结便秘之证;但若将厚朴用量倍于大黄,则该方具有行气除满的作用,用于腹部气滞胀满之证的治疗,方名亦变为厚朴三物汤了。因此,同为三味药物,由于剂量的变化,导致了方名、功效、主治的改变,由此可见中医复方用药的精当与奥妙。

2. **复方中各药物的用量相等**

这也是比较常见的配伍原则,如越鞠丸由香附(醋制)、川芎、栀子(炒)、苍术(炒)、六神曲各200 g组成;九分散中马钱子粉、麻黄、乳香(制)、没药(制)等各药的用量均为250 g;等等。这类复方疗效是十分肯定的,如良附丸由高良姜、香附(醋制)各50 g组成,具有温中祛寒、行气止痛、疏肝调经的功效,用于气滞寒凝之胃痛、胁痛、痛经喜温等,疗效颇佳。

3. **复方中主药用量小于其他药物用量**

这种配伍情况主要是主药是一些贵重药材,如人参、牛黄、麝香、犀角等,因作用强,价格昂贵而用量少，被用作复方的主药时，其用量往往小于其他药物。例如，（万氏）牛黄清心丸中的主药牛黄的用量为 10 g，其他药物的用量分别为：黄连 200 g，黄芩 120 g，栀子 120 g，朱砂 60 g，郁金 80 g；人参健脾丸中的人参用量为 25 g，其他药物的用量为白术（麸炒）150 g，茯苓 50 g，山药 100 g，陈皮 50 g，木香 12.5 g，砂仁 25 g，炙黄芪 100 g，当归 50 g，酸枣仁（炒）50 g，远志（制）25 g。这类复方处方严谨，效果明显，如牛黄解毒片（牛黄 15 g，雄黄 50 g，石膏 200 g，大黄 200 g，黄芩 150 g，桔梗 10 g，冰片 25 g，甘草 50 g）具有清热泻火、解毒的功效，用于火热内盛引起的咽喉肿痛、牙龈肿痛、口舌生疮、目赤肿痛等，深受患者欢迎。

现代医学研究表明，中药配伍中可能存在着一种中药有效成分与其他中药有效成分在药理作用方面的相互作用，也可能存在着多种有效成分之间产生物理的或化学的相互作用。这种相互作用经常发生在中药方剂的煎煮或其他剂型制备过程中，从而使方剂中的有效成分无论在质的方面，还是在量的方面都与单味药有所改变。因此，合理的配伍是可以增强药效，降低不良反应的，而不合理的配伍则会降低药物疗效，产生或增强药物的不良反应。

（二）中成药的合理联用

中成药是中医药学宝库中的重要组成部分，它是以中药材为原料，在中医药基本理论指导下，按规定的处方和方法加工制成一定的剂型，供临床医生辨证使用或患者根据需要直接购用的一类药物。我国的中成药制作生产与应用具有悠久的历史，长期而广泛的临床使用证明，中成药具有疗效确切、携带使用方便、价格便宜等特点。因此，中成药已成为当今防病治病不可缺少的药物，在国内外享有较高的声誉。中成药作为中医防治疾病的一个重要工具，其对人体的效应也具有两重性，即产生治疗作用的同时也会产生不良反应。在临床上若能合理使用中药，就能在充分发挥治疗作用的同时使不良反应的发生概率降低，使患者早日康复。若不能正确合理地使用中药，不仅达不到治疗疾病的目的，反会使不良反应的发生概率增加，在延误疾病治疗的同时引发新的疾病，有的甚至危及生命。从国家市场监督管理总局每年公布的国家药品不良反应事件报告数据看，近几年中成药的不良反应不断攀升，其不良反应发生率仅次于抗感染药而排第二位。由此可见，如何合理地应用中成药，避免中药药源性伤害及降低中药不良反应的发生已经成为迫在眉睫的问题，每一个医药学工作者都必须熟练地掌握有关合理用药的知识，以便在工作中更好地为患者服务。

1. 中成药与中药汤剂的配伍联用

临床上较多出现中成药与中药汤剂同时应用的情况，如肝气郁结合并血虚痛经、月经不调等病证可用中成药逍遥丸配伍中药汤剂当归补血汤，疗效较好；肾阳虚证可用附子理中汤配伍参茸卫生丸。而功能不同的中成药配伍使用可以治疗有并发症的疾病，如气血两虚、中气下陷所致头昏、乏力、脱肛等，可选用复方阿胶浆配伍补中益气丸；治疗阳虚夹湿之泄泻时用附子理中丸配伍健脾丸；高血压证属肝肾阴虚、风阳上扰者，脑立清与六味地黄丸联合用药，脑立清含磁石、代赭石、怀牛膝、珍珠母等，平肝潜阳降逆，六味地黄含熟地黄、山药、山茱萸、茯苓、牡丹皮、泽泻，滋补肝肾之阴；药物流产后出血的常规治疗方案是益母草颗粒和妇血康颗粒联合用药，益母草颗粒收缩子宫，促进子宫腔内残留组织、积血排出，妇血康颗粒活血化瘀，祛瘀止血；防治心脑血管卒中可用牛黄清心丸、牛黄解毒丸和柏子养心丸，变寒凉与温补为平补，养心益气而不燥，清心凉窜而不寒。这些合理的配伍对于提高药效具有重要的意义。

中成药与中药药引配伍联用也能提高疗效，降低不良反应。如活络丹、醒消丸、跌打丸、七厘散等可用黄酒送服；藿香正气丸、附子理中丸等可用姜汤送服；六味地黄丸、大补阴丸等可用淡盐水送服；至宝锭用焦三仙煎汤送服；银翘解毒丸用鲜芦根煎汤送服；川芎茶调散用清茶送服；四神丸、更衣丸用米汤送服。

2. 中成药联合使用的原则

当疾病复杂，一个中成药不能满足所有证候时，可以联合应用多种中成药。多种中成药的联合应用，应遵循药效互补原则及增效减毒原则。功能相同或基本相同的中成药原则上不宜叠加使用；药性峻烈的或含毒性成分的药物应避免重复使用；合并用药时，注意中成药的各味药、各成分间的配伍禁忌。一些病证可采用中成药的内服与外用药联合使用。

中药注射剂联合使用时，还应遵循以下原则：①两种以上中药注射剂联合使用，应遵循主治功效互补及增效减毒原则，符合中医传统配伍理论的要求，无配伍禁忌。②谨慎联合用药，如确需联合使用时，应谨慎考虑中药注射剂的间隔时间以及药物相互作用等问题。③需同时使用两种或两种以上中药注射剂的，严禁混合配伍，应分开使用。除有特殊说明，中药注射剂不宜两个或两个以上品种同时共用一条通道。

中成药与西药联合使用时应针对具体病情制订用药方案，考虑中西药物的主辅地位确定给药剂量、给药时间、给药途径。

①中成药与西药如无明确禁忌，可以联合应用，给药途径相同的，应分开使用。

②应避免副作用相似的中西药联合使用，也应避免有不良相互作用的中西药联合使用。

③中西药注射剂联合使用时，还应遵循谨慎联合使用的原则。确需联合用药时，应根据中西医诊断和各自的用药原则选药，充分考虑药物之间的相互作用，尽可能减少联用药物的种数和剂量，根据临床情况及时调整用药；尽可能选择不同的给药途径（如穴位注射、静脉注射），必须同一途径用药时，应将中西药分开使用，谨慎考虑两种注射剂的使用间隔时间以及药物相互作用，严禁混合配伍。

参考文献

[1] 陈玉琴，胡旺，陈东风，等 . 药物 – 肠道菌群相互作用：对消化系统疾病药物治疗的影响 [J]. 现代医药卫生，2019，35（01）：8–11，15.

[2] 程刚 . 生物药剂学 [M]. 北京：中国医药科技出版社，2019.

[3] 樊莹莹 . 我国特殊管理药品行政监管法规完善建议 [D]. 沈阳：辽宁中医药大学，2018.

[4] 范楷 . 神经内科常见疾病临床诊疗实践 [M]. 长春：吉林科学技术出版社，2019.

[5] 傅春升 . 新编药物学 [M]. 天津：天津科学技术出版社，2017.

[6] 戈艳蕾，李建，郑德松 . 新编呼吸系统疾病诊断与治疗 [M]. 天津：天津科技翻译出版有限公司，2018.

[7] 何俭影 . 基层医院药品风险管理实践浅谈 [J]. 北方药学，2018，15（10）：181–182.

[8] 胡萍，任琦，徐晓栋 . 抗菌药物临床应用与管理方式的研究 [J]. 中国处方药，2016，14（10）：28–29.

[9] 李焕德 . 临床药学 [M]. 北京：中国医药科技出版社，2020.

[10] 刘继红 . 实用中药合理应用 [M]. 天津：天津科学技术出版社，2017.

[11] 刘珺 . 临床常见恶性肿瘤的诊治 [M]. 南昌：江西科学技术出版社，2018.

[12] 刘克辛 . 临床药物代谢动力学 [M]. 北京：科学出版社，2016.

[13] 吕飞静，胡飞燕，林莉 . 药物警戒理念对科学实施急诊安全用药监测的指导意义 [J]. 中医药管理杂志，2020，28（08）：127–128.

[14] 钱春梅，陈有亮 .2019 国家执业药师考试习题与解析 药学综合知识与技能（第 11 版）[M]. 北京：中国医药科技出版社，2019.

[15] 孙鑫，谭婧，唐立，等 . 基于真实世界证据的上市后药品评价技术框架体系：思考与建议 [J]. 中国循证医学杂志，2018，18（04）：277–283.

[16] 文爱东，王靖雯 . 常用药物相互作用速查手册 [M]. 北京：中国医药科技出版社，2020.

[17] 吴国忠 . 药物基本知识 [M]. 北京：人民卫生出版社，2020.

[18] 吴宇澄 . 临床内分泌与代谢疾病 [M]. 长春：吉林科学技术出版社，2017.

[19] 宿凌 . 药事管理与法规 [M]. 北京：中国医药科技出版社，2020.

[20] 余敬谋，黄建耿 . 生物药剂学与药物动力学 [M]. 武汉：华中科技大学出版社，2019.

[21] 张喆，朱宁，陈爱芳 . 临床药理学 [M]. 长春：吉林科学技术出版社，2020.

[22] 钟皎，王丽萍 . 创新药物临床试验风险与受试者保护 [J]. 中国新药杂志，2016，25（24）：2804–2806.

[23] 周丽，董爱琴，陈鑫，等 . 监督管理功能在药剂科管理中的作用 [J]. 中医药管理杂志，2018，26（21）：99–100.

[24] 周歧骥，廖英勤，黄祖良 . 临床药学国内外发展现状及发展建议 [J]. 临床合理用药杂志，2022，15（04）：178–181.